元素周期表

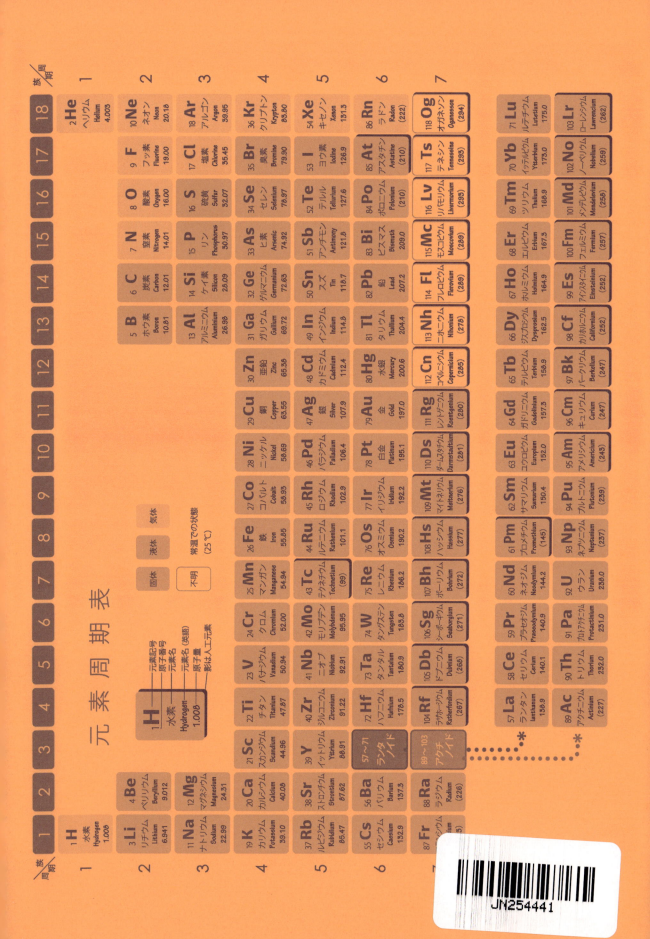

栄養士・
管理栄養士を
めざす人の

基礎トレーニングドリル

小野廣紀・日比野久美子・吉澤みな子 著

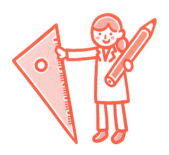

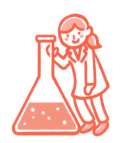

化学同人

は じ め に

　栄養士・管理栄養士養成校は，全国で 280 校を超え，毎年多くの学生が入学して学んでいます．しかしなかには，入試科目でないからといって，化学や生物などを高校で十分に学んでこなかったり，文系の学部だと思っていたりする学生たちも少なくないようです．そのため，入学後に始まる講義や実験に戸惑ったり，理解できないと悩んだりする学生たちもいることでしょう.

　本書は，そのような学生たちの入学前の課題学習や入学後の導入教育に役立つ本として企画しました. 入学前後に必要とされる内容にはさまざまなものがありますが，本書では「生物」「化学」「数学（計算）」に限定してとりあげ，栄養士・管理栄養士養成課程で学ぶ学生に必要な内容に焦点を絞って説明しています.

　「生物」では，食品・栄養，からだのしくみとはたらき，食生活と健康についての基礎知識をとりあげています.

　「化学」では，食品に含まれているさまざまな栄養成分について理解するために，原子や分子についての基礎知識について学びます．また，栄養学，生化学，食品学などででてくる化学物質を理解するために，有機化合物の性質やはたらきの基礎についても学びます.

　「数学」では．栄養成分の計算を行うためにまず知っておかなければならない基本的なことがらをまとめて説明しています．難しい計算法については発展としてとりあげています.

　それぞれの説明のあとには，基本的な問題と少し難しい問題を適宜掲載しています．解答できない問題があれば，チェックしながら，繰り返しチャレンジしてみて下さい．すべて解ける頃には，いままでわからなかったことがなくなっていることでしょう.

　本書が，さまざまな養成校で学ぶ学生さんの基礎固めに活用され，専門科目での学びに役立つことを願っています.

2018 年 2 月

著者一同

栄養士・管理栄養士をめざす人の
基礎トレーニングドリル

★ ★ 本書の使い方 ★ ★

この本では，みなさんが，これからさまざまな講義を受けるにあたって必要となる，化学，生物，数学の項目をあげています．この本を読んで，もっと知りたいと思うこともでてくるでしょう．食品学や栄養学などの教科書を読んで，さらに知識を深めて下さい．

1. 本文中で太い文字になっている語句は，とくに大切です．この本で学んだあとも意識しておいて下さい．

2. 項目ごとに練習問題を掲載しています．学習したことを理解できているか，試してみて下さい．

3. 練習問題ごとにチェックボックスを設けました．間違ってしまったら，チェックをつけておきましょう．

4. チェックがついた問題に繰り返しチャレンジすることも大切です．最後にはあなたの得意分野になることでしょう．

5. チャレンジ問題やさらに進んだ内容のアドバンス問題もあります．ぜひ挑戦して下さい．

6. ところどころに重要な語句（キーワード）をあげています．これらは，このあとに学ぶ講義でも登場します．ちょっと覚えておくと，講義を受けているときにピン！とひらめいて，あなたの理解を助けてくれることでしょう．

7. ページの下に，ときどき並んでいる「ミニ知識」はいますぐでなくても構いません．時間のあるときに読んでおいて下さい．

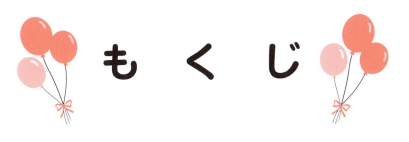

も く じ

栄養士・管理栄養士をめざすあなたへ
生物，化学，数学をなぜ学ぶのでしょうか？

1　はじめに：栄養士・管理栄養士について知っておこう

（1）栄養士・管理栄養士の仕事とは

　近年，日本では生活習慣病（次ページ参照）が増え続けています．栄養士・管理栄養士は，国民の健康を守るために，食生活の改善を通じて生活習慣病の予防をはたらきかけ，傷病者（病気やけがを負っている人）に対しては療養のために必要な栄養の指導などを行います．

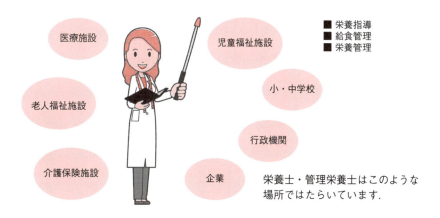

■ 栄養指導
■ 給食管理
■ 栄養管理

栄養士・管理栄養士はこのような場所ではたらいています．

　栄養士法では「栄養士および管理栄養士の定義」は次のようになっています．

栄養士および管理栄養士の定義（栄養士法）

第1条　この法律で栄養士とは，都道府県知事の免許を受けて，栄養士の名称を用いて栄養の指導に従事することを業とする者をいう．

2　管理栄養士とは，厚生労働大臣の免許を受けて，管理栄養士の名称を用いて，傷病者に対する療養のため必要な栄養の指導，個人の身体の状況，栄養状態などに応じた高度の専門的知識および技術を要する健康の保持増進のための栄養の指導，ならびに特定多数人に対して継続的に食事を供給する施設における利用者の身体の状況，栄養状態，利用の状況などに応じた特別の配慮を必要とする給食管理およびこれらの施設に対する栄養改善上必要な指導等を行うことを業とする者をいう．

（2）栄養士・管理栄養士は，食べ物と栄養，健康をとり扱う仕事です

① 食品・栄養について知っておこう

　栄養士・管理栄養士は，健康の面から栄養のバランスを考えた献立を計画し，作成し，提供しています．その際には，食べ物，すなわち食品には，「どのような栄養成分がどれだけ含まれ，健康の保持増進のためにどのように役立っているのか」を知っておかなければなりません．

② 人体のしくみについて知っておこう

　食べた物は，「からだのどこで分解され，どのように吸収されているのか．また，体内に吸収された栄養成分はどこに送られ，どのように利用されているのか．そして，いらなくなった物はどのようにして体外に排泄されているのか」というように，食べた物と人体のしくみについて理解しておくことが大切です．

③ 食生活と健康について知っておこう

　日本の平均寿命は男女ともに延び続け，世界でも有数の長寿国となっています．一方で食生活は欧米化しており，とくに1人あたりの動物性脂質の摂取量は増加しています（1950年，つまりみなさんがうまれる何十年も前の動物性脂質の摂取量は1人1日あたり約18gだったのが，2016年では26.2gになっています）．この食の欧米化に運動不足，喫煙，飲酒などが加わると，脂質異常症，心臓病，脳卒中，糖尿病，高血圧症，がんなどの生活習慣病が発症するといわれています．食生活と生活習慣病との関連についても理解しておくことが重要です．

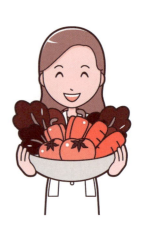

2　栄養士・管理栄養士養成課程で学ぶこと

　栄養士・管理栄養士には，臨床栄養を中心とした高度な専門知識・技能が要求されます．そのため，各養成施設校では栄養士・管理栄養士として必要な知識や技能が効率よく習得できるように，体系立ったカリキュラムが編成されています．専門分野の講義や演習・実習などが学べるように，教育内容の充実と強化がはかられています．

　栄養士養成課程・管理栄養士養成課程で学ぶ具体的な教育内容は，表1および表2のようになります．

表 1　栄養士養成課程で学ぶ専門分野

教育内容	おもな科目名
社会生活と健康	社会福祉概論，公衆衛生学
人体の構造と機能	解剖学，生理学，生化学，運動生理学，医学概論
食品と衛生	食品学，食品加工学，食品衛生学
栄養と健康	基礎栄養学，臨床栄養学，応用栄養学
栄養の指導	栄養教育論，栄養指導論，公衆栄養学，栄養カウンセリング論
給食の運営	給食計画論，給食実務論，調理学

表 2　管理栄養士養成課程で学ぶ専門分野

	教育内容	おもな科目名
専門基礎分野	社会・環境と健康	社会福祉概論，公衆衛生学，健康管理論
	人体の構造と機能および疾病の成り立ち	解剖生理学，運動生理学，生化学，病理学
	食べ物と健康	食品学，食品加工学，食品衛生学，食品機能論，調理学，調理科学
専門分野	基礎栄養学	基礎栄養学
	応用栄養学	応用栄養学
	栄養教育論	栄養教育論
	臨床栄養学	臨床栄養学
	公衆栄養学	公衆栄養学
	給食経営管理論	給食経営管理論
	総合演習	総合演習
	臨地実習	臨地実習

3　管理栄養士になるために

　管理栄養士になるためには，管理栄養士国家試験の受験資格を取得し，管理栄養士国家試験に合格しなければなりません．受験資格を取得するには，以下の方法があります．

① 管理栄養士養成施設を卒業する．

② 栄養士養成施設校を卒業後，栄養士として実務経験を積む（実務経験は 2 年制で丸 3 年，3 年制で丸 2 年，4 年制で丸 1 年必要です）．

　また，管理栄養士国家試験の問題は，管理栄養士国家試験出題基準（ガイドライン）に基づいて出題されます．試験科目と出題数は表 3 のようになります．

表3 管理栄養士国家試験の試験科目および出題数

試験科目	出題数
社会・環境と健康	16 問
人体の構造と機能および疾病の成り立ち	26 問
食べ物と健康	25 問
基礎栄養学	14 問
応用栄養学	16 問
栄養教育論	13 問
臨床栄養学	26 問
公衆栄養学	16 問
給食経営管理論	18 問
応用力試験	30 問
計	200 問

厚生労働省，管理栄養士国家試験出題基準（ガイドライン）改定検討会報告書（平成31年3月29日）より．

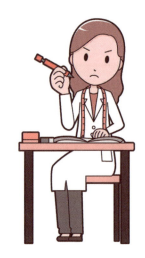

4 栄養士・管理栄養士に必要な生物，化学，数学

栄養士・管理栄養士の養成施設校では，栄養士・管理栄養士としてさまざまな現場ではたらくために必要な専門的知識や技能を学びます（表1，表2を参照）．そのときに高校までに学ぶ基本的な知識を身につけていれば，専門的知識や技能も理解しやすく，学習がはかどる科目があります．

具体的には，本書でとりあげている生物，化学，数学などで，欠かすことができない重要な科目です．「生物」「化学」「数学」に関する知識は，「人体の構造と機能および疾病の成り立ち」「食べ物と健康」「基礎栄養学」でとくに必要とされます．それぞれについては，後ほど述べています．

ひょっとすると，「生物」「化学」「数学」について，高校で十分に学んでこなかった人もいるかもしれません．大学の講義についていけるだろうか，と不安を感じている人もいるかもしれません．ですが，心配することはありません．

まずこのテキストを開いて読んでみてください．このあとでさまざまな専門科目を学ぶときに，身についた知識はきっと役に立ってくれることでしょう．

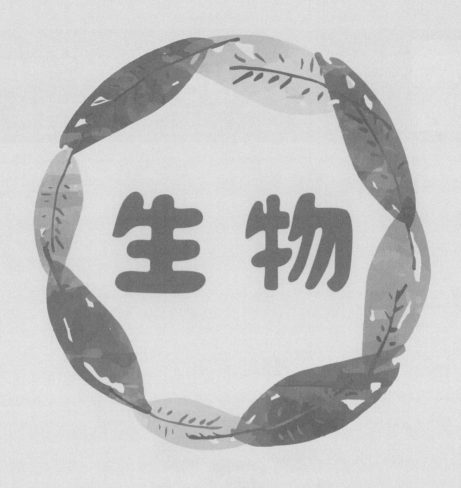

生物

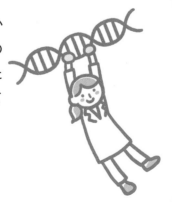

食品に含まれる栄養成分それぞれが，からだのなかでどのように変わっていくのか，知っておきましょう．さらに，私たち日本人の食生活や健康についてもみておきましょう．

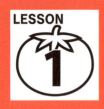

食品と栄養

1.1　栄養素って？

　食品にはいろいろな成分が含まれていて，食品中に含まれる個々の成分を**栄養素**とよびます．栄養素には，糖質（炭水化物），脂質，たんぱく質，ビタミン，ミネラル（無機質）があり，これらを合わせて**五大栄養素**といいます．食品によって含まれる栄養素の種類や量は異なります．また，水がたくさん含まれる食品もありますが，水は栄養素には数えません（図1）.（最近の栄養学では，水を栄養素として認める説もあります.）

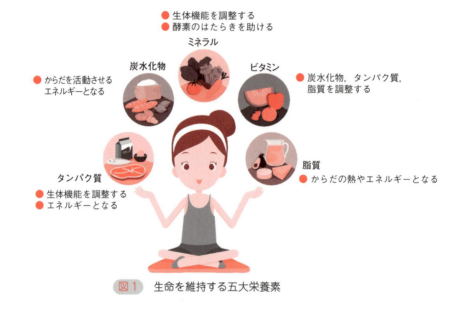

図1　生命を維持する五大栄養素

1.2　栄養素のはたらき

　五大栄養素のなかで，糖質（炭水火物），脂質，たんぱく質は**三大栄養素**とよばれ，体内でエネルギー源になったり，からだの構成成分になったり，生理機能の調節を行ったりしています．

練習問題

1．次の図2は，栄養素の種類とそのはたらきについてまとめたものである．下の
選択肢から適当な言葉を選び，五大栄養素の空欄をうめよう．

選択肢	炭水化物（糖質），脂質，たんぱく質，ビタミン，ミネラル

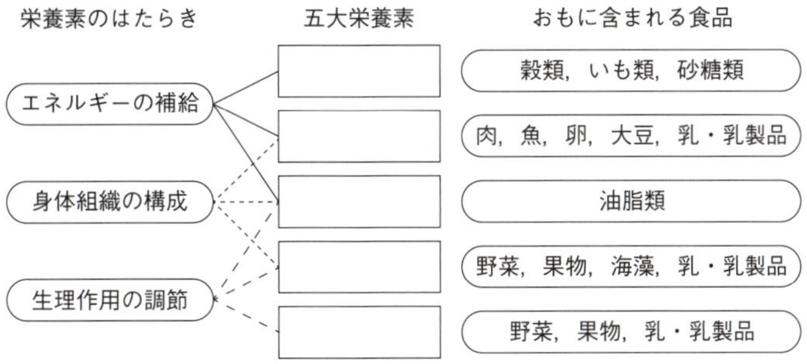

栄養素のはたらき　　　　　五大栄養素　　　　　おもに含まれる食品

エネルギーの補給　　　　　☐　　　　　穀類，いも類，砂糖類

　　　　　　　　　　　　　☐　　　　　肉，魚，卵，大豆，乳・乳製品

身体組織の構成　　　　　　☐　　　　　油脂類

　　　　　　　　　　　　　☐　　　　　野菜，果物，海藻，乳・乳製品

生理作用の調節　　　　　　☐　　　　　野菜，果物，乳・乳製品

図2　五大栄養素それぞれのはたらき

1.3　栄養素やエネルギーの量がわかる：日本食品標準成分表

　日本食品標準成分表（食品成分表）には，食品に含まれる栄養素の量やエネルギー量が可
食部（食べられる部分）100 g あたりで示されています（表1）.

表1　日本食品標準成分表（鶏卵）（可食部 100 g あたり）

食品名	廃棄率	エネルギー		水分	たんぱく質		脂質		脂肪酸		
		kcal	kJ			アミノ酸組成によるたんぱく質		トリアシルグリセロール当量	飽和	一価不飽和	多価不飽和
単位	%	kcal	kJ	g	g	g	g	g	g	g	g
全卵　生	15	151	632	76.1	12.3	10.6	10.3	(8.6)	(2.84)	(3.69)	(1.66)
全卵　ゆで	0	151	632	75.8	12.9	(11.1)	10.0	(8.2)	(2.70)	(3.55)	(1.63)
だし巻きたまご	0	128	536	77.5	11.2	–	9.0	(7.5)	(2.34)	(3.23)	(1.61)

食品名	脂質	炭水化物		食物繊維			灰　分	食塩相当量	無機質		
	コレステロール		利用可能炭水化物（単糖当量）	水溶性	不溶性	総量			ナトリウム	カリウム	カルシウム
単位	mg	g	g	g	g	g	g	g	mg	mg	mg
全卵　生	420	0.3	0.3	(0)	(0)	(0)	1.0	0.4	140	130	51
全卵　ゆで	420	0.3	(0.3)	(0)	(0)	(0)	1.0	0.3	130	130	51
だし巻きたまご	370	0.5	(0.3)	(0)	(0)	(0)	1.8	1.2	460	130	46

（つづく）

（つづき）

食品名	無機質										ビタミン A
	マグネシウム	リン	鉄	亜鉛	銅	マンガン	ヨウ素	セレン	クロム	モリブデン	レチノール
単位	mg	mg	mg	mg	mg	mg	µg	µg	µg	µg	µg
全卵 生	11	180	1.8	1.3	0.08	0.02	17	32	0	5	140
全卵 ゆで	11	180	1.8	1.3	0.08	0.02	15	35	Tr	5	130
だし巻きたまご	12	160	1.6	1.1	0.07	0.02	450	32	Tr	5	120

食品名	ビタミン										
	A					D	E				K
	カロテン		β-クリプトキサンチン	β-カロテン当量	レチノール活性当量		トコフェロール				
	α	β					α	β	γ	δ	
単位	µg	µg	µg	µg	µg	µg	mg	mg	mg	mg	µg
全卵 生	0	3	28	17	150	1.8	1.0	Tr	0.6	Tr	13
全卵 ゆで	0	3	26	16	140	1.8	1.0	Tr	0.6	Tr	12
だし巻きたまご	0	3	23	14	120	0.7	0.9	Tr	0.7	0.1	11

食品名	ビタミン								
	B_1	B_2	ナイアシン	B_6	B_{12}	葉酸	パントテン酸	ビオチン	C
単位	mg	mg	mg	mg	µg	µg	mg	µg	mg
全卵 生	0.06	0.43	0.1	0.08	0.9	43	1.45	25.4	0.4
全卵 ゆで	0.06	0.40	0.1	0.07	0.9	35	1.35	25.0	0.3
だし巻きたまご	0.06	0.34	0.3	0.07	0.8	32	1.20	21.8	1.2

Tr：微量

文部科学省，「日本食品標準成分表 2015 年版（七訂）」より抜粋．

　食品成分表は，次のようなときに活用できます．

（1）対象者の1日の食事を評価するとき

　対象者の1日に食べた食事内容がわかれば，食品成分表から，対象者の1日に摂取した栄養素量やエネルギー量が算出できます．それらの数値をもとに，食事摂取基準から対象者に対して栄養状態の評価ができます．

（2）対象者に適した食事を提供するとき

　食事摂取基準をもとに，対象者に適した栄養素量やエネルギー量がわかれば，それらの量から食品成分表を活用して，1日の献立が立てられ，対象者に適した食事が提供できます．

練 習 問 題

チェック欄 □ □ □

2．次の（　）にあてはまる語句を入れよう．

　　食品成分表には，食品の（　　　　）部 100 g 中に含まれる（　　　　）量やエネルギー量が示されている．

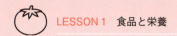

チェック欄

チャレンジ問題 🔥

☺ 国家試験にはこんな問題がでることを知っておきましょう.

1. 日本食品標準成分表 2015 年版(七訂)の成分値の表示方法に関する記述である. 誤っているのはどれか. 1つ選ぼう.

⑴「－」は, その成分が未測定であることを示す.

⑵「0」は, その成分値が最小記載量の 1/10 未満または検出されなかったことを示す. ただし, 食塩相当量の「0」は, 算出値が最小記載量(1.0 g)の 5/10 未満であることを示す.

⑶「Tr(トレース:微量)」は, その成分値が最小記載量の 1/10 以上含まれているが, 5/10 未満であることを示す.

⑷「(0)」は, その成分は未測定であるが, 文献などから含まれていないと推定され, 推定値 0 を示す.

⑸「(Tr)」は, その成分は未測定であるが, 文献などから含まれていると推定され, 推定値 Tr を示す.

〔第 31 回管理栄養士国家試験 48(2017 年)より〕

[　　　　　　　　　　]

2. 食品の栄養成分表示に関する記述である. 誤っているのはどれか. 1つ選ぼう.

⑴ 栄養成分の含有量は, 1 食分でも表示できる.

⑵ 熱量, たんぱく質, 脂質, 炭水化物, 食塩相当量の順に表示する.

⑶ 数値が基準より小さい場合でも,「0」と表示することはできない.

⑷「ひかえめ」は,「低い旨」の強調表示である.

⑸「豊富」は,「高い旨」の強調表示である.

〔第 31 回管理栄養士国家試験 60(2017 年)より〕

[　　　　　　　　　　]

ミニ知識

食塩相当量とは，ナトリウム量に 2.54[※] を乗じて算出した値である．

※ナトリウム量に乗じる 2.54 は，食塩(NaCl)を構成するナトリウム(Na)の原子量

(22.989770)と塩素(Cl)の原子量(35.453)から算出したものである．

NaCl の式量/Na の原子量 ＝ (22.989770 ＋ 35.453)/22.989770

＝ 2.54…

（「日本食品標準成分表 2015 年版（七訂）」から引用）

キーワード

- ■ **評価** 対象者の食生活について情報収集を行い，改善を要する食事内容や食習慣に関して問題点を抽出すること．

- ■ **対象者** 栄養士・管理栄養士が対象とする人で，患者，相談者，学習者などが含まれる．一般に，対象者は，食習慣について問題を抱えている．このような人に対して，栄養士・管理栄養士は相談にのり，適切なアドバイスを行わなければならない．

- ■ **食事摂取基準** 1 日に摂取すべき栄養素量やエネルギー量が，性別・年齢区分別に示されている．5 年に 1 度改定される．

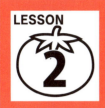

LESSON 2　からだのしくみ

　私たちは毎日，食事をしている．なぜ，毎日食べなければいけないのでしょうか．ヒトが生きていくために機能しているからだのしくみをみてみましょう．

2.1　肺と心臓：呼吸器官と循環器官

　「ヒトが生きていくためには何が必要でしょう？」生物の学習において，よく耳にする問いです．

　答えは，「酸素，水，食べ物」です．ヒトは，呼吸（図1）により酸素を，飲料として水を，そして食べ物から栄養を入手して生きています．

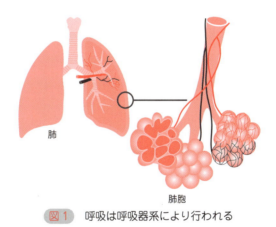

肺

肺胞

図1　呼吸は呼吸器系により行われる

　私たちのからだは日々変化しています．生物では，これを**新陳代謝**とよびます．新陳代謝を行うためには酸素，水，食べ物の補給が欠かせません．

キーワード

- **呼吸器官**　外呼吸（肺呼吸や皮膚呼吸）にかかわる器官．鼻，副鼻腔，咽・喉頭，気管・気管支，肺などをいう．
- **循環器官**　心臓を中心として，全身に広がる血管系とリンパ系をいう．

練習問題

1. 呼吸のしくみについての文である．次の選択肢からあてはまる語句を選び，①～⑤をうめよう．

選択肢	肺，心臓，肺胞(はいほう)，窒素(ちっそ)，酸素，二酸化炭素，呼吸

ヒトが口や鼻から吸った空気は，気管を通って（①　　　　　）に送られる．①には，（②　　　　　）とよばれる小さな袋が多数あり，その②のまわりには毛細血管が取り巻いている．吸った空気と毛細血管中の血液は，ここで，（③　　　　　）と（④　　　　　）のガス交換を行う．このガス交換によって，体内には③が取り込まれ，体外には④が排出されることになる．このからだのしくみを（⑤　　　　　）という．

2. 心臓の構造とはたらきについての文である．次の選択肢からあてはまる語句を選び，①～⑨をうめよう．

選択肢	右心房(うしんぼう)，右心室(うしんしつ)，左心房(さしんぼう)，左心室(さしんしつ)，肺動脈，肺静脈，酸素，二酸化炭素

- 私たちのからだは，全身に血管を張りめぐらせて，血液を循環させている．その血液の循環ポンプが心臓である（図2）．心臓は心筋とよばれる筋肉からできていて，自力で収縮と拡張を繰り返し，全身へ血液を送りだしている．

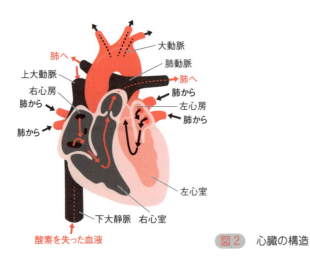

図2　心臓の構造

心臓には，（①　　　　　），（②　　　　　），（③　　　　　），（④　　　　　）と
よばれる4つの小部屋がある．心臓の（⑤　　　　　）からでた血液は，
（⑥　　　　　）を通り，肺に入り，肺で（⑦　　　　　）を取り入れた血液は
（⑧　　　　　）を通って，心臓の（⑨　　　　　）に戻ってくる．この血液の流
れを**肺循環**という（図3）．

- 肺で酸素を取り入れた血液は，心臓の（⑩　　　　　）から大動脈を経て，全
身へ送られ，全身の細胞に酸素を供給している．一方，全身の細胞から大
静脈を経て心臓の（⑪　　　　　）へ送り返される血液には（⑫　　　　　）が多
く含まれている．この血液の流れを**体循環**という（図3）．

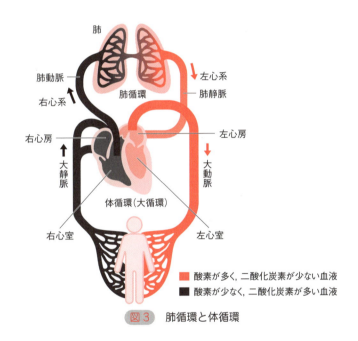

図3　肺循環と体循環

3．体内の水についての文である．次の選択肢からあてはまる語句を選び，①〜④
をうめよう．

選択肢	40，60，消化，排出，2.5，2,500

成人のからだは，体重の約（①　　　　　）％が水である．体内の水は，食べ物
の（②　　　　　）・吸収，老廃物の（③　　　　　），体温調節など，大切な役割を
果たしている．毎日，1日に約（④　　　　　）ミリリットルの水が，からだを出
入りしている．表1にそのうちわけを示す．

表1	1日にからだを出入りする水のうちわけ		
摂取する水（L）		排出する水（L）	
食 事	1.2	尿	1.5
飲料水	1.0	便	0.1
代謝水	0.3	不感蒸泄	呼気 0.4, 皮膚 0.5
合 計	2.5	合 計	2.5

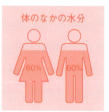

体のなかの水分

2.2　栄養素の消化：消化器官

　私たちは毎日，食事をして必要な栄養素を体の中に取り込んでいます．このような人体のしくみには，消化器官がかかわっています．

　消化器官には，いろいろな臓器があります．口から入った食べ物は，はじめに消化管を通り，口腔，食道，胃，小腸，大腸などを経由します．また，食べ物は通りませんが，消化を助ける臓器として肝臓，胆のう，膵臓などがあります（図4）．

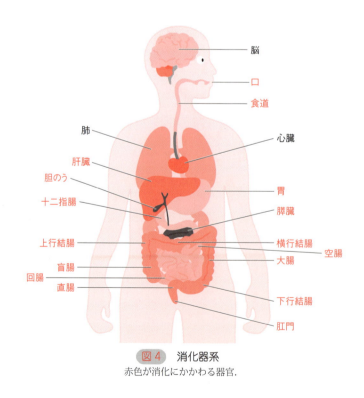

図4　消化器系
赤色が消化にかかわる器官．

練 習 問 題

4．消化器官の名称と位置についての問いである．図4をみて，消化器官の名前
　とそれぞれの器官のからだの中の位置を確認しよう．
　　口から摂取した食べ物が通る経路を下に示した．①〜④にあてはまる語句を入
　れよう．

　　　　口 → （①　　　　） → （②　　　　） → （③　　　　） → （④　　　　） → 肛門

　食べ物には，糖質，たんぱく質，脂質といった栄養成分，すなわち三大栄養素が含まれ
ています．栄養素は，消化管の中で，口からでる唾液，胃からでる胃液，膵臓からでる膵
液などの消化液（消化酵素）により分解され，小さな分子となってからだの中に取り込まれ
ます．この人体のしくみを**消化**とよびます．栄養素ごとに，消化される場所（臓器）や消化
を行う酵素が決まっています．

練 習 問 題

5．表2は主要な消化管のはたらきについて，まとめたものである．次の選択肢
　からあてはまる語句を選び，①〜⑤をうめよう．

選択肢	アルカリ性，酸性，たんぱく質，糖質（でんぷん），脂質，三大，水分

 表2　主要な消化管とそのはたらき

消　化　管	はたらき
口　腔	唾液を分泌して（①　　　　）の分解を行う
胃	強い（②　　　　）の胃液を分泌して（③　　　　）の分解を行う
小　腸 （十二指腸・空腸・回腸）	膵液から分泌される消化酵素で（④　　　　）栄養素を分解し，小さくなった分子を吸収する
大　腸 （盲腸・結腸・直腸）	消化されたものの残りから（⑤　　　　）を吸収する．その残りが便となる

2.3　栄養素の吸収

　食品に含まれる栄養素は，そのままのかたちでは体内に吸収されません．そこで栄養素は，消化管内で消化液（**消化酵素**）によって小さな物質にまで分解されてから体内に吸収されます（表3）．栄養素の吸収の場は小腸です．

表3　三大栄養素の特徴とおもな消化酵素

栄養素	特徴	おもな消化酵素
糖質（炭水化物）	でんぷん，グリコーゲンが代表的．でんぷん，グリコーゲンはともにグルコース（ブドウ糖）が多数結合したもの．米，パン，いもなどに多く含まれる	アミラーゼ
たんぱく質	アルブミン，グロブリンが代表的．アミノ酸が鎖状に多数結合したもの．肉，魚，大豆，卵，牛乳などに多く含まれる	ペプシン
脂質	中性脂肪（油脂），コレステロールが代表的．中性脂肪はグリセロールと脂肪酸から，コレステロールはステロイドに分類される．肉，魚，油，卵，チーズなどに多く含まれる	リパーゼ

練習問題

チェック欄 □ □ □

6．栄養素を吸収する小腸の構造とはたらきについての文である．次の選択肢からあてはまる語句を選び，①〜⑨をうめよう．（同じ語句を2回使う場合がある．）

選択肢	十二指腸，空腸，回腸，大腸，栄養素，消化酵素，表面積，消化，吸収

　小腸は，（①　　　　），（②　　　　），（③　　　　）から構成されているが，食物中の（④　　　　）は，おもに（⑤　　　　）や（⑥　　　　）を通過するあいだに（⑦　　　　）によって分解され，生じた消化物は腸管の内壁から吸収される．この内壁には，たくさんの輪状ひだがあり，その表面は絨毛でおおわれている．このような構造は，小腸の（⑧　　　　）を大きくし，（⑨　　　　）の効率を上げている（図5）．

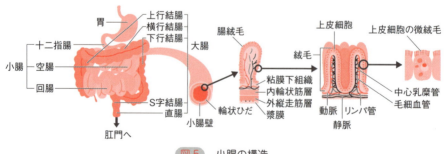

図5　小腸の構造

7．①～③の消化液に含まれる消化酵素を a ～ e より選ぼう．（同じ記号を 2 回使う場合がある.）

　① 唾液　　② 胃液　　③ 膵液

　a．トリプシン　　b．アミラーゼ　　c．リパーゼ　　d．キモトリプシン

　e．ペプシン

①		②		③	

8．肝臓・胆嚢（図 6）のはたらきについての文である．次の選択肢からあてはまる語句を選び，①～⑤をうめよう．

選択肢	最小，最大，解毒,　胆汁，胃，十二指腸

- 肝臓は，重さ約 1.2 kg と，脳とともに人体（①　　　　）の臓器である．肝臓の機能は，栄養素の合成，貯蔵，分解や有害な物質の（②　　　　），（③　　　　）の合成など多岐にわたり，肝臓は生体にとって重要な臓器である．

- 胆のうは，脂質の消化を助ける③を貯蔵・濃縮し，必要に応じて③を総胆管から（④　　　　）へ分泌している．

9．膵臓（図 6）のはたらきについての文である．①～④にあてはまる語句を入れよう

膵臓は，膵液やホルモンを合成し，分泌している．膵液には，三大栄養素とよばれる（①　　　　），（②　　　　），（③　　　　）に対するすべての（④　　　　）酵素が含まれている．また，ここで合成されるホルモンには，血糖調節にかかわるインスリンやグルカゴンがある．

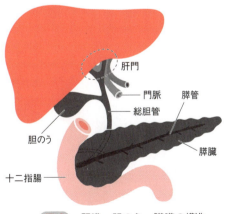

肝門
門脈
膵管
総胆管
胆のう
膵臓
十二指腸

図6　肝臓・胆のう・膵臓の構造

2.4　排泄のしくみ：泌尿器官

　私たちは毎日，からだに不必要なものを便や尿としてからだの外に排泄しています．このような人体のしくみには，泌尿器官がかかわっています．

　からだの中で利用された栄養素は，最後は老廃物となって体外に排泄されます．泌尿器官は血液から尿を生成し，多くの老廃物を尿として体外へ排出する役割をもっています．

　泌尿器官には，腎臓，尿管，膀胱，尿道などがあります．

　図7は泌尿器官を表しています．泌尿器官の名前とそれぞれの器官のからだの中の位置を確認しよう．

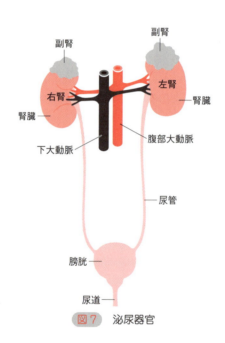

図7　泌尿器官

練習問題

10. 腎臓の構造とそのはたらきについての文である．図7を参考にして，次の選択肢からあてはまる語句を選び，①〜⑥をうめよう．

選択肢	高い，低い，吸収，排出，膀胱，尿，尿管，尿道

ソラマメ状の腎臓は，左右に1つずつあるが，右の腎臓は，左の腎臓に比べて，少し（①　　　　）位置にある．腎臓は血液から（②　　　　）を生成し，不要となった老廃物を②として，体外へ（③　　　　）する機能を果たしている．腎臓でつくられた尿は（④　　　　）を通り，いったん（⑤　　　　）へ送られたあと，（⑥　　　　）から体外へ放出される．

チャレンジ問題

☺ 国家試験にはこんな問題がでることを知っておきましょう．

1. 呼吸器系の構造と機能に関する記述である．正しいのはどれか．1つ選ぼう．
   (1) 左肺は，上葉，中葉，下葉からなる．
   (2) 横隔膜は，呼気時に弛緩する．
   (3) 内呼吸は，肺胞で行われるガス交換である．
   (4) 血中二酸化炭素分圧の上昇は，ヘモグロビンの酸素結合能力を高める．
   (5) 肺活量は，残気量を含む．

〔第30回管理栄養士国家試験38（2016）より〕

[　　　　　]

2. 水・電解質の代謝に関する記述である．正しいのはどれか．1つ選ぼう．
   (1) 栄養素の代謝で産生する水は，不感蒸泄で喪失する水より多い．
   (2) 糞便中に排泄される水分量は，尿量より多い．
   (3) 不可避尿量は，水分摂取量の影響を受けない．
   (4) 消化管に流入する水の約50％が吸収される．
   (5) ナトリウムイオン濃度は，組織間液に比べて細胞内液で高い．

〔第29回管理栄養士国家試験88（2015）より〕

[　　　　　]

3．消化管の構造と機能に関する記述である．正しいのはどれか．1つ選ぼう．

⑴ 胃壁の筋層は，三層構造である．

⑵ 小腸の長さは，大腸より短い．

⑶ 脂質は，膜消化を受ける．

⑷ 膵管は，空腸に開口する．

⑸ 大腸粘膜には，絨毛がある．

〔第 30 回管理栄養士国家試験 29（2016）より〕

[　　　　　　　　　]

4．腎路系の構造と機能に関する記述である．正しいのはどれか．1つ選ぼう．

⑴ 赤血球は，糸球体でろ過される．

⑵ IgG は，糸球体基底膜を通過する．

⑶ 原尿の 10% が，尿として体外へ排出される．

⑷ 糸球体を流れる血液は，動脈血である．

⑸ 尿の比重は，1.000 未満である．

〔第 30 回管理栄養士国家試験 33（2016）より〕

[　　　　　　　　　]

キーワード

- **新陳代謝**　生物の体内で，新しいものと，古いものが入れ替わること．
- **代謝水**　体内で，糖質，脂質，たんぱく質からエネルギーが産生するときに発生する水のこと．
- **不感蒸泄**（ふかんじょうせつ）　気道の粘膜や皮膚（汗は除外）から，意識されずに失われる水分のこと．
- **栄養素**　食品に含まれている栄養成分のこと．
- **消化管**　消化にかかわる，口腔から肛門に至る器官のこと．
- **血糖**　血液中のグルコース（ブドウ糖）のこと．
- **インスリン**　血糖値を下げるはたらきをもつホルモン．
- **グルカゴン**　血糖値を上げるはたらきをもつホルモン．

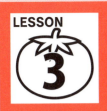

食生活と健康

　私たちは毎日，食事をしており，食生活と病気は密接に関係しています．健康を守るための食生活とはどのようなものでしょうか．

3.1　現代人の食生活

（1）現在の食生活事情

　日本人の食生活は，第 2 次世界大戦後から現在までのあいだに大きく変化し，米，魚，野菜を中心とした食生活（日本型食生活）から，肉，牛乳，卵などの畜産物を中心とした食生活（欧米型食生活）へと変わってきました．その結果，主食である米の摂取量が減る一方で，逆に脂質の摂取量が増えました（図 1）．

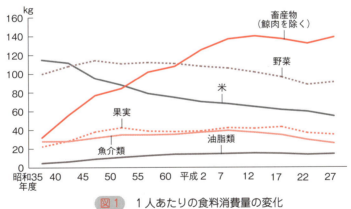

図 1　1 人あたりの食料消費量の変化

注：国民 1 人 1 年あたりの消費量は，国民 1 人 1 年あたりの供給純食料とした．
農林水産省，「食料需給表」をもとに作成．

（2）脂質の摂取割合が高い現在の食生活

　1 日あたりの総エネルギー摂取量に占める脂質の摂取割合が高い場合，そこに運動不足などの不健康な生活習慣が重なると**肥満**になりやすく，さらに肥満は**生活習慣病**の発症を招くおそれがあります．

　肥満者の割合の年次推移をみてみると，現在 20 〜 60 歳代の男性では約 30％，女性では約 20％であり，この 10 年間，男女とも横ばい状態にあります（図 2）．

なお，肥満の判定は，BMI〔body mass index（kg/m^2），体重（kg)/(身長（m))^2〕を用いて行います．

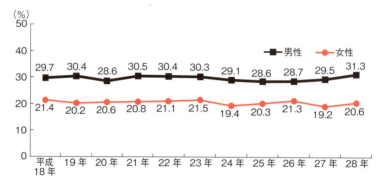

図2　肥満者（BMI ≧ 25kg/m^2）の割合の年次推移（20 歳以上 / 平成 18 〜 28 年）

注：妊婦除外．
肥満の判点：BMI〔体重（kg)/(身長（m)^2)〕を用いて判定（日本肥満学会肥満症診断基準検討委員会，2011 年）．
厚生労働省，2016 年　国民健康・栄養調査より．

練 習 問 題

チェック欄 □ □ □

☺ 国家試験にはこんな問題がでることを知っておきましょう．

1. 最近の国民健康・栄養調査の結果からみた成人の身体状況に関する記述である．正しいのはどれか．1 つ選ぼう．

⑴ メタボリックシンドローム* が強く疑われる者の割合は，男性より女性で高い．

⑵ メタボリックシンドロームが強く疑われる者の割合は，男女ともに 40 歳代がもっとも高い．

⑶ 肥満者の割合は，女性より男性で高い．

⑷ 男性の肥満者の割合は，20 歳代がもっとも高い．

⑸ 女性の肥満者の割合は，40 歳代がもっとも高い．

〔第 26 回管理栄養士国家試験 152（2012 年）より〕

＊メタボリックシンドロームについては，p.24 を参照のこと．

[　　　　　　　]

チャレンジ問題

😊 国家試験にはこんな問題がでることを知っておきましょう.

1. 国民健康・栄養調査結果の栄養素摂取量について 1950 年を 100 とした場合の年次推移を図に示した. 図の a 〜 d に相当する栄養素の組合せで正しいのはどれか. 1 つ選ぼう.

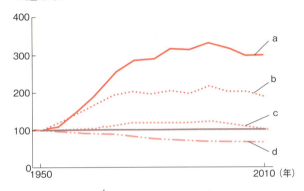

	a		b		c		d
(1)	カルシウム	—	脂　質	—	たんぱく質	—	炭水化物
(2)	脂　質	—	カルシウム	—	たんぱく質	—	炭水化物
(3)	カルシウム	—	脂　質	—	炭水化物	—	たんぱく質
(4)	脂　質	—	カルシウム	—	炭水化物	—	たんぱく質
(5)	脂　質	—	たんぱく質	—	カルシウム	—	炭水化物

〔第 27 回管理栄養士国家試験 153（2013 年）より〕

［　　　　　　　］

2. 最近の国民健康・栄養調査結果からみた，成人の栄養素などの摂取状況に関する記述である. 正しいのはどれか. 1 つ選ぼう.

   (1) エネルギー摂取量は，増加傾向にある.

   (2) 食塩摂取量は，西日本が東日本より多い.

   (3) 野菜摂取量は，50 歳以上が 49 歳以下より多い.

   (4) 総脂質摂取量に占める油脂類の割合は，増加傾向にある.

   (5) 脂肪エネルギー比率が 30%E[*] 以上の者の割合は，男性が女性より高い.

〔第 30 回管理栄養士国家試験 144（2016 年）より〕

＊ E はエネルギー

［　　　　　　　］

3.2　食生活と生活習慣病

（1）生活習慣病とは何か

　バランスを欠いた食事，とくに過食や過度の飲酒などの食習慣と運動不足，休養不足，喫煙などの不健康な生活習慣とが相まって発症する慢性疾患のことを**生活習慣病**とよびます．生活習慣病には，肥満，がん，高血圧，脂質異常症などがあります．

　そもそも「生活習慣病」という言葉には，「食習慣や生活習慣を改善すれば予防ができる病気」という意味合いがあります．したがって，私たち1人ひとりが，食生活や生活習慣の改善により，生活習慣病の予防または進行を遅らせることは，本人の人生においてはもちろんのこと，国民医療費の削減にとっても有益といえるでしょう（図3）．

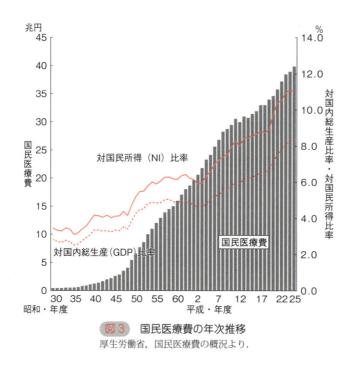

図3　国民医療費の年次推移
厚生労働省，国民医療費の概況より．

（2）メタボリックシンドローム（メタボリック症候群）

　メタボリックシンドロームとは，肥満，とくに内臓脂肪型肥満に加えて，高血糖，高血圧，脂質異常のうち2つ以上を併せもった状態のことをいい，このような人たちが激増しています．メタボリックシンドロームは動脈硬化症の発症と密接にかかわっており，動脈硬化症は心筋梗塞や脳梗塞を引き起こす主要因です．

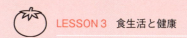

練 習 問 題

チェック欄

2．食生活以外にも喫煙や運動不足，ストレスなども生活習慣病の原因となるといわれている．図4は生活習慣病の発症原因と病気との関連を示している．①～⑧をうめよう．

⑥

① → 肥満 → 高血圧

ストレス → 高脂血症 → 動脈硬化

⑦ → 心筋梗塞

② 高脂血症 → 動脈硬化 → 脳梗塞

糖尿病

肺がん ← ⑧ → 慢性気管支炎

膀胱がん

③ 骨粗鬆症

④ 高尿酸血症 → 痛　風

⑤ アルコール性肝障害

図4　生活習慣病の発症原因と病気との関連

選択肢	栄養過多，食塩，動物性脂肪，たばこ，運動不足，アルコール，低カルシウム，高プリン体食

①		②		③		④		⑤	
⑥		⑦		⑧					

チェック欄

☺ 国家試験にはこんな問題がでることを知っておきましょう.

3． 国民健康・栄養調査結果における, 脂質の食品群別構成比推移を図 5 に示した.
図の a～c の食品群の組合せで正しいのはどれか. 1 つ選ぼう.

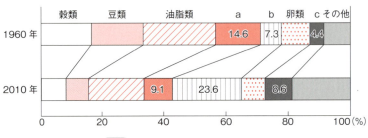

図 5 脂質の食品群別構成比推移

	a		b		c
(1)	魚介類	—	乳　類	—	肉　類
(2)	乳　類	—	魚介類	—	肉　類
(3)	魚介類	—	肉　類	—	乳　類
(4)	肉　類	—	魚介類	—	乳　類
(5)	乳　類	—	肉　類	—	魚介類

〔第 28 回管理栄養士国家試験 153（2014 年）より〕

[　　　　　　]

4． 飲酒に関する記述である. 正しいのはどれか. 1 つ選ぼう.

(1) アルコール依存症の治療では, アルコール摂取量を段階的に減らす.

(2) 飲酒習慣のある女性の割合は, 増加傾向にある.

(3) 長期の飲酒には, 血圧を下げる効果がある.

(4) 飲酒は睡眠の質を高める.

(5) プリン体の少ないアルコール飲料でも, 血清尿酸値を上昇させる.

〔(1)～(3), (5)は第 29 回管理栄養士国家試験 11（2015 年）, (4)は第 30 回管理栄養士国家試験 8(3)（2016 年）

より〕

[　　　　　　]

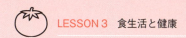

5．がんとそのリスク因子の組合せである．正しいのはどれか．1つ選ぼう．

　(1) 肺がん──アフラトキシン

　(2) 肝がん──A 型肝炎ウイルス

　(3) 子宮体がん──ヒトパピローマウイルス

　(4) 膀胱がん──喫煙

　(5) 膵臓がん──塩蔵食品

〔第 31 回管理栄養士国家試験 9（2017 年）より〕

[　　　　　　　　]

6．喫煙に関する記述である．正しいのはどれか．2つ選ぼう．

　(1) 喫煙は，脳梗塞のリスク因子である．

　(2) 医療保険での禁煙治療は，ニコチン依存症ではなくても受けることができる．

　(3) 未成年者へのたばこの販売は，健康増進法で禁じられている．

　(4) わが国は，WHO のたばこ規制枠組み条約（FCTC）を批准していない．

　(5) 健康日本 21（第二次）では，成人喫煙率の数値目標が示されている．

〔第 31 回管理栄養士国家試験 7（2017 年）より〕

[　　　　　　　　]

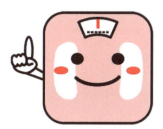

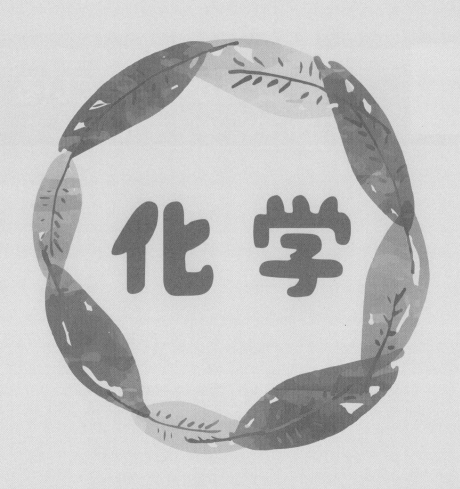

化学

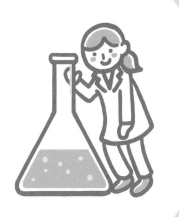

食品のさまざまな成分をつくっている原子や元素について，学んでおきましょう．このあとに講義を受ける食品学や栄養学がわかりやすくなります．

LESSON みんな元素からできている

　身の回りにあるものは，私たちの身体も含めてすべて**原子**からできています．原子の種類を元素といい，現在 110 種類ほどの存在が知られています．

　元素とは，物質を構成するもっとも基本的な成分で，これ以上分解することができません．元素は元素記号で表され，110 種類ほど存在します．元素記号はラテン語名の頭文字（大文字），または次の文字（小文字）を添えた 2 文字で表されます（表 1）．

表 1　元素と元素記号

元素名	水　素	酸　素	ナトリウム	鉄
ラテン語名	Hydrogenium	Oxygenium	Natrium	Ferrum
元素記号	H	O	Na	Fe

　また，1 種類の元素からできているものを**単体**といいます．

　　例）水素　H_2　　　酸素　O_2　　　窒素　N_2　　　ヘリウム　He　　　鉄　Fe

同じ元素の単体ですが，性質が異なるものを**同素体**といいます．

　　例）炭素（C）：黒鉛とダイヤモンド

　　　　酸素（O）：酸素（O_2）とオゾン（O_3）

2 種類以上の元素からできているものを**化合物**といいます．

　　例）水　H_2O　　塩化水素　HCl　　塩化ナトリウム　NaCl　　アンモニア　NH_3

ミニ知識　2016 年，日本の理化学研究所が 113 番元素を発見し，ニホニウム（nihonium, Nh）と命名された．

練 習 問 題

次の(　)にあてはまる語句を入れよう.

① 身の回りにあるものは,すべて(　　　)からできている.

② 原子の種類を(　　　)といい,現在110種類ほどの存在が知られている.

③ 1種類の元素でできているものを(　　　　)という.

④ 2種類以上の元素でできているものを(　　　　)という.

⑤ 元素はアルファベット1文字あるいは2文字で表される.これを(　　　　　)
　という.

チャレンジ問題

1. 次の元素記号が表す元素の名前を答えよう.

H		C		N	
O		Na		Mg	
K		Ca		Fe	
P		S		Cl	

2. 次の元素の元素記号を答えよう.

ナトリウム		酸素		リン	
硫黄		カリウム		鉄	
水素		マグネシウム		炭素	
塩素		窒素		カルシウム	

アドバンス

3．水素や酸素のように，それ以上分解できない物質と，水や塩化ナトリウムのように，2 種類以上の元素に分解できる物質がある．

　① 水素や酸素のような物質を何というか． 　　　　　[　　　　　　　　　]

　② 水や塩化ナトリウムのような物質を何というか． [　　　　　　　　　]

　③ 次の物質を a. ①と b. ②にそれぞれ分類しよう．

| 砂糖 | 金 | 酸化銅 | アンモニウム | 銅 | 硫黄 |
| 銀 | 酸化鉄 | 塩化水素 | 二酸化炭素 | 窒素 | メタン |

a.	①	
b.	②	

4．次の化学式が表す物質名を答えよう．

H_2O		NaOH		CO_2	
H_2		HCl		O_2	

5．次の物質の化学式を答えよう．

酸素		塩化ナトリウム		水	
二酸化炭素		塩化水素		窒素	

すべての物質の基本：原子

　原子とは元素の単体を構成している粒子であり，すべての物質を構成するもっとも基本的な粒子です．原子の大きさや質量は，原子の種類によって異なります．化学変化が起こってもほかの種類の原子に変わったり，消滅したり，新しくできたりすることはありません．原子も元素と同じく，110種類ほど存在します．**原子の集合や結合**のしかたによって，多種多様な物質の存在が可能になります．

- - - - - - 覚 え て お こ う - - - - - -

原子の表し方
- 元素記号と同じ記号で表す

原子の性質
- 非常に小さい
- 非常に軽い
- それ以上に分けることができない
- 種類によって質量や大きさが決まっている
- 化学変化ではほかの種類の原子に変わったり，消滅したり，新しくできたりすることはない

ヘリウム

He

2.1　原子の構成

　原子核は，原子の中心にあり，陽子と中性子からなります（図1）．原子の質量はほとんど原子核の質量です．**陽子**は正の電荷をもつ重い粒子で，元素により数が決まっています．**中性子**は電荷をもたない重い粒子で，同じ元素でも数が異なるものがあります．**電子**は原子核のまわりをとりまいていて，非常に軽く，負の電荷をもっています．また，元素により電子の数は決まっており，陽子の数と同じになっています．電子は，原子核のまわりにいくつかの層に分かれて存在しています．

 ミニ知識　「atom」は「分解できないもの」の意味．

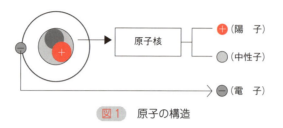

図1 原子の構造

2.2 原子番号と質量数

原子番号とは原子につけられた番号で，陽子の数を表しており，元素記号の左下に記します（図2）．**質量数**は原子核に含まれる陽子の数と中性子の数を加えたもので，元素記号の左上に記します．電子は非常に軽いため（陽子の約 1/1,840），質量数には寄与しません．

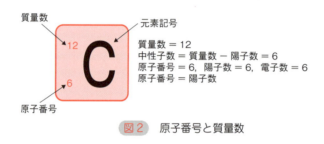

質量数 ＝ 12
中性子数 ＝ 質量数 － 陽子数 ＝ 6
原子番号 ＝ 6，陽子数 ＝ 6，電子数 ＝ 6
原子番号 ＝ 陽子数

図2 原子番号と質量数

2.3 質量数と同位体

同じ元素でも，質量数の異なる原子を互いに**同位体**といいます．同位体は陽子の数と電子の数が同じで，中性子の数が異なります（表1）．同位体のなかで，原子核が不安定で，陽子や中性子を放射線として放出して別の原子に変わるものを，**放射性同位体**といいます．

表1 原子の質量数

原子番号	原　子	電子の数	陽子の数	中性子の数	質量数
1	水素	1個	1個	0個 or 1個 or 2個	1 or 2 or 3
2	ヘリウム	2個	2個	1個 or 2個	3 or 4
3	リチウム	3個	3個	3個 or 4個	6 or 7

練 習 問 題

1．次の（　）にあてはまる語句を入れよう．

① 物質を構成するもっとも基本的な粒子を（　　）という．

② ①の中心にあり，①の重さを占める部分を（　　　）という．

③ ②を構成する粒子で，正の電荷をもつものを（　　　）という．

④ ②を構成する粒子で，電荷をもたないものを（　　　）という．

⑤ ①を構成する粒子で，負の電荷をもち，②の周りをとりまくものを（　　）という．

2．次の（　　）にあてはまる語句を入れよう．

① 原子核に含まれる陽子の数を，（　　　　）という．

② 原子核に含まれる陽子の数と中性子の数の和を，（　　　　）という．

③ ①が同じであるが，②が異なる原子どうしを（　　　　）という．

④ ③の構成要素で同じものは（　　　　）と（　　　　）の数，異なるものは（　　　　）の数である．

⑤ ③のなかで，放射線を出して別の原子に変わるものを（　　　　）という．

ミニ知識

水素には，

- 陽子 1 個と中性子 0 個をもつふつうの水素（軽水素，^1H）
- 陽子 1 個と中性子 1 個をもつ重水素（^2H）
- 陽子 1 個と中性子 2 個をもつトリチウム（三重水素，^3H）

の 3 種類があり，重水素は地球上の水素中に約 0.015％，三重水素はごくわずかに存在している．

チャレンジ問題

1. 次の①～⑥の陽子の数，電子の数，中性子の数を答えよう.

① $^{2}_{1}\text{H}$　② $^{3}_{1}\text{H}$

③ $^{4}_{2}\text{He}$　④ $^{5}_{2}\text{He}$

⑤ $^{12}_{6}\text{C}$　⑥ $^{14}_{6}\text{C}$

	陽子の数	電子の数	中性子の数
①			
②			
③			
④			
⑤			
⑥			

2. 次の表の空欄をうめよう.

原子番号	元素記号	元素名	質量数	陽子数	中性子数	電子数
1					2	
			12			6
			17	9		
					10	11
				13	14	
			34	17		
20			40			

36

電子の配列のしかた

LESSON 3

　原子は，陽子の数と同じ数の電子をもっており，その電子は決まった場所に存在しています．原子内の電子はいくつかの層に分かれて存在しており，その層を**電子殻**といいます．原子核に近い内側から順に，K殻，L殻，M殻，N殻といい（図1），各電子殻に存在できる電子の数は決まっています．電子殻の電子は，エネルギーのもっとも低いK殻から順に配置されます．

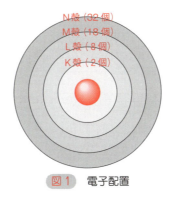

N殻（32個）
M殻（18個）
L殻（8個）
K殻（2個）

図1　電子配置

3.1　最外殻電子と価電子

　原子の電子配置で，もっとも外側の電子殻を**最外殻**，最外殻に配置されている電子を**最外殻電子**といいます．最外殻電子は化学結合に関与するので，**価電子**ともよばれます．

　価電子は，原子の結合やイオン化に関係し，<u>元素の化学的性質</u>を決めます．価電子数の同じ元素は，互いによく似た化学的性質を示します．価電子は，次の2つの条件を満たすときには0とします．

　　1）最外殻電子がちょうどその電子殻の最大収容数の場合
　　2）最外殻電子が8個の場合

練習問題

チェック欄

1．電子配置図を書いてみよう．

1 族	2 族	13 族	14 族	15 族	16 族	17 族	18 族	最外殻
(1+) ₁H							(2+) ₂He	K 殻
(3+) ₃Li	(4+) ₄Be	(5+) ₅B	(6+) ₆C	(7+) ₇N	(8+) ₈O	(9+) ₉F	(10+) ₁₀Ne	L 殻
(11+) ₁₁Na	(12+) ₁₂Mg	(13+) ₁₃Al	(14+) ₁₄Si	(15+) ₁₅P	(16+) ₁₆S	(17+) ₁₇Cl	(18+) ₁₈Ar	M 殻
価 電 子 数								
1	2	3	4	5	6	7	0	

3.2 閉殻構造

　周期表 18 族の 6 種類の元素（He，Ne，Ar，Kr，Xe，Rn は<u>1 つの原子として安定に存在</u>し，ほかの原子とほとんど反応しません．He の K 殻，Ne の L 殻のように，最大数の電子が収容された電子殻を**閉殻**といいます．閉殻した電子配置をもつ原子は安定で，ほかの原子とほとんど反応しないので，価電子の数を 0 とします．

　Ar，Kr，Xe，Rn も最外殻電子の数は 8 個であり，安定した電子配置となっています．

　18 族の原子は，常温では単体で気体であり，**希ガス**とよばれています．希ガスの価電子の数も閉殻なので 0 です．希ガス以外の原子も，電子をやりとりして希ガスと同じ電子配置をとれば安定になります．

　電子を放出したり，受けとったりして安定した存在を**イオン**，化学結合をして安定した存在を**分子**といいます．

練 習 問 題

2．次の①〜④にあてはまる語句を入れよう.

　　もっとも外側にある電子を（①　　　　　　　　）という．原子が電子のやりとりを

　してイオンになったり結合をつくったりするときに重要なはたらきをするの

　で，もっとも外側の電子は（②　　　　　　　）ともいう．もっとも外側の電子の

　数が 2 個，または 8 個で安定した電子配置をもつ He，Ne などの元素の電子

　殻を（③　　　　　　　）という．これらの原子は 1 個で安定して存在し，電子の

　やりとりをしないので，（④　　　　　　　）は 0 とする．

3．次の表の空欄をうめよう.

原子	原子番号	電子数	K 殻	L 殻	M 殻	価電子
$_1$H						
$_2$He						
$_3$Li						
$_4$Be						
$_5$B						
$_6$C						
$_7$N						
$_8$O						
$_9$F						
$_{10}$Ne						
$_{11}$Na						
$_{12}$Mg						
$_{13}$Al						
$_{14}$Si						
$_{15}$P						
$_{16}$S						
$_{17}$Cl						
$_{18}$Ar						

ステップアップ

3.3 原子の電子軌道と電子殻

前述のように，原子は陽子の数と同じ数の電子をもちますが，電子は決まった場所に存在しています．原子内の電子はいくつかの層に分かれて存在しており，その層を**電子殻**といいます．原子核に近い内側から順に，K殻，L殻，M殻，N殻といい，各電子殻に存在できる電子の数が決まっています．

電子殻の内部で電子が存在する場所を**電子軌道**といい，電子殻は次のような電子軌道をもっています．

- K殻：1s軌道
- L殻：2s軌道と2p軌道
- M殻：3s軌道と3p軌道と3d軌道
- N殻：4s軌道と4p軌道と4d軌道と4f軌道

各軌道の形は違っています．s軌道は1つの形しかありませんが，p軌道は3つの形，d軌道は5つの形，f軌道は7つの形をもちます．1つの形には2つまでしか電子が入ることはできないので，s軌道には2個，p軌道には6個，d軌道には10個，f軌道には14個電子が入ることができます．

軌道には**エネルギー**があり，エネルギーの低い軌道から電子が入るようになっています．4s軌道は3d軌道よりエネルギーが低く，したがって3dより先に4s軌道に電子が入ります．各軌道に電子が2個入ると，軌道は満たされた状態となります（図2，表1）．

電子殻	電子軌道	収容可能電子数	
K	1s	2	2
L	2s	2	8
	2p	6	
M	3s	2	18
	3p	6	
	3d	10	
N	4s	2	32
	4p	6	
	4d	10	
	4f	14	

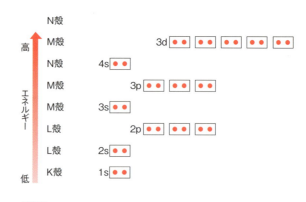

図2　電子配置

40

表1　原子番号1〜20までの元素の電子配置

原子番号	元素記号	元素名	電子数						
			K殻	L殻		M殻			N殻
			1s(2)	2s(2)	2p(6)	3s(2)	3p(6)	3d(10)	4s(2)
1	H	水素	1						
2	He	ヘリウム	2						
3	Li	リチウム	2	1					
4	Be	ベリリウム	2	2					
5	B	ホウ素	2	2	1				
6	C	炭素	2	2	2				
7	N	窒素	2	2	3				
8	O	酸素	2	2	4				
9	F	フッ素	2	2	5				
10	Ne	ネオン	2	2	6				
11	Na	ナトリウム	2	2	6	1			
12	Mg	マグネシウム	2	2	6	2			
13	Al	アルミニウム	2	2	6	2	1		
14	Si	ケイ素	2	2	6	2	2		
15	P	リン	2	2	6	2	3		
16	S	硫黄	2	2	6	2	4		
17	Cl	塩素	2	2	6	2	5		
18	Ar	アルゴン	2	2	6	2	6		
19	K	カリウム	2	2	6	2	6		1
20	Ca	カルシウム	2	2	6	2	6		2

　表1の1〜20番の元素は覚えておきたい元素です．He，Ne，Arの最外殻電子はそれぞれ2，8，8であり，閉殻しています．K，Caの最外殻電子は，M殻の3d軌道よりもエネルギーが低いN殻の4s軌道に先に入るため，価電子がそれぞれ1と2になります．s軌道，p軌道が最外殻を形成し，価電子を担います．d軌道，f軌道は最外殻にはなりません．

＋または－をもつ粒子：イオン

イオンとは，正または負の電荷をもった粒子（原子や分子）のことをいいます．正の電荷をもった粒子を**陽イオン**，負の電荷をもった粒子を**陰イオン**といい，前者は電子数が陽子数よりも少なく，後者は電子数が陽子数よりも多くなっています．

また，水などの溶媒に溶かしたとき，陽イオンと陰イオンに分かれて電気を通す物質を**電解質**といいます．

4.1 イオンの生成

原子は，正の電荷をもった陽子の数と負の電荷をもった電子の数が等しく，価電子を放出したり受けとったりしてイオンとなり，希ガスの電子配置をとって安定化します．

（1）陽イオン

陽イオンは，原子が電子を失い正の電荷をもった粒子です．原子の陽子数と電子数は等しいため，電子を失うと電子数は陽子数より少なくなり，全体として正（＋）の電荷を帯びた陽イオンとなります．

手放す電子には，最外殻の電子が使われます．原子は，最外殻が希ガスの電子配置（閉殻構造）になるように，価電子を手放します．

（2）陰イオン

陰イオンは，原子が電子を受けとり負の電荷をもった粒子です．原子の陽子数と電子数は等しいため，電子を得ると電子数は陽子数より多くなり，全体として負（－）の電荷を帯びた陰イオンとなります．

受けとった電子は，最外殻に入ります．原子は，最外殻が希ガスの電子配置（閉殻構造）になるように，電子を受けとります．

4.2 イオンの表し方

原子がイオンになるときに，手放したり受けとったりする電子の数を**価数**といい，1価，2価，3価・・・と数えます（表1）．

表1　価数とその表記

価電子	性　質	イオンの種類	イオンの表し方
1	最外殻電子を1個捨てたい	1価の陽イオン	＋
2	最外殻電子を2個捨てたい	2価の陽イオン	2＋
3	最外殻電子を3個捨てたい	3価の陽イオン	3＋
4	最外殻の電子を4個捨てたい	4価の陽イオン	なりにくい
	最外殻に電子を4個ほしい	4価の陰イオン	
5	最外殻に電子を3個ほしい	3価の陰イオン	なりにくい
6	最外殻に電子を2個ほしい	2価の陰イオン	2−
7	最外殻に電子を1個ほしい	1価の陰イオン	−
0	安定している		なりにくい

1は書きません.

　イオンには**単原子イオンと多原子イオン**があります．単原子イオンは，原子1個からなるイオンで，陽イオンの名称は「元素名」＋「イオン」，陰イオンの名称は，元素名の語尾に「化物」をつけて「〜化物イオン」となります．多原子イオンは，原子が2個以上結びついたものが全体としてイオンになったものです（表2）.

表2　おもなイオンの名称とイオン式

陽イオン		陰イオン	
イオン式	イオン名	イオン式	イオン名
H^+	水素イオン	F^-	フッ化物イオン
Na^+	ナトリウムイオン	Cl^-	塩化物イオン
K^+	カリウムイオン	OH^-	水酸化物イオン
Mg^{2+}	マグネシウムイオン	NO_3^-	硝酸イオン
Ca^{2+}	カルシウムイオン	O^{2-}	酸化物イオン
Fe^{2+}	鉄イオン	S^{2-}	硫化物イオン
Zn^{2+}	亜鉛イオン	SO_4^{2-}	硫酸イオン
NH_4^+	アンモニウムイオン	CO_3^{2-}	炭酸イオン

4.3 イオン化エネルギー

電気的に中性な原子の最外電子殻から 1 個の電子をとり去って 1 価の陽イオンにするために必要なエネルギーをイオン化エネルギーといいます.　イオン化エネルギーが小さいほど電子を放出しやすく,　陽イオンになりやすい性質があります.

4.4 電子親和力

電気的に中性な原子が,　最外電子殻に 1 個の電子を受けとって 1 価の陰イオンになるときに放出されるエネルギーを**電子親和力**といいます.　電子親和力が大きいほど陰イオンになったときの安定性が大きく,　陰イオンになりやすい性質があります.

練 習 問 題

チェック欄 □ □ □

次の①～⑧にあてはまる語句を入れよう.

- 正または負の電荷をもった粒子を（①　　　　　）という.
- 正の電荷をもった粒子を（②　　　　　）という.
- ②は電子数が陽子数よりも（③　　　　　）.
- 負の電荷をもった粒子を（④　　　　　）という.
- ④は電子数が陽子数よりも（⑤　　　　　）.
- 原子 1 個が①になっているものを（⑥　　　　　）という.
- 複数の原子が全体として①になっているものを（⑦　　　　　）という.
- イオンの電子配置は（⑧　　　　　）の電子配置と同じになる.

チャレンジ問題

チェック欄 □ □ □

1．次の元素がイオンになるときのイオン式を答えよう.

① H　　② Na　　③ K　　④ Ag　　⑤ Mg　　⑥ Ca　　⑦ Fe（2価）

⑧ F　　⑨ Cl　　⑩ I　　⑪ O　　⑫ S

①		②		③		④		⑤		⑥	
⑦		⑧		⑨		⑩		⑪		⑫	

2．次のイオンのイオン式を答えよう.

① 水素イオン　　② ナトリウムイオン　　③ カルシウムイオン

④ カリウムイオン　　⑤ 鉄イオン　　⑥ 塩化物イオン

⑦ 酸化物イオン　　⑧ 硫化物イオン

①		②		③	④	⑤	⑥	
⑦		⑧						

3．次の①〜⑧にあてはまる語句を入れよう.

- 水に溶けると電気を通す物質を（①　　　　）といい，①の水溶液中には，（②　　　　　）が存在する．②は原子が電気を帯びたものであり，正の電気を帯びたものを（③　　　　），負の電気を帯びたものを（④　　　　　）という.

- ③は，原子が（⑤　　　　）を失ってできたもので，⑤の数よりも（⑥　　　　）の数が多い．④は⑤を得てできたもので，⑤の数は⑥の数よりも（⑦　　　　）.

  ②の電子配置は（⑧　　　　）の電子配置と同じになる.

4．次のイオンの陽子数と電子数を答えよう.

① Na^+（原子番号 11）　　② K^+（原子番号 19）　　③ Cl^-（原子番号 17）

④ F^-（原子番号 9）　　⑤ Mg^{2+}（原子番号 12）　　⑥ Ca^{2+}（原子番号 20）

⑦ O^{2-}（原子番号 8）　　⑧ S^{2-}（原子番号 16）　　⑨ Al^{3+}（原子番号 13）

	陽子数	電子数		陽子数	電子数		陽子数	電子数
①			②			③		
④			⑤			⑥		
⑦			⑧			⑨		

5．次の原子が安定なイオンになるときのイオン式と，電子配置が同じになる希ガ
スの元素記号を答えよう．

① $_{11}Na$ ② $_{19}K$ ③ $_9F$ ④ $_{17}Cl$ ⑤ $_{12}Mg$ ⑥ $_{20}Ca$

⑦ $_8O$ ⑧ $_{16}S$

	イオン式	希ガス		イオン式	希ガス		イオン式	希ガス
①			②			③		
④			⑤			⑥		
⑦			⑧					

6．次の表の空欄をうめよう．

	元素名	原子番号	最外殻電子数		イオン名	最外殻電子数	電子配置が同じ希ガスの元素記号
H				H^+			
Li				Li^+			
Be				Be^{2+}			
O				O^{2-}			
F				F^-			
Na				Na^+			
Mg				Mg^{2+}			
Al				Al^{3+}			
S				S^{2-}			
Cl				Cl^-			
K				K^+			
Ca				Ca^{2+}			

アドバンス

7．原子が安定なイオンになるときの変化を，例にならい e⁻（電子）を使って書こう.

例）Na → Na⁺ ＋ e⁻　　　O ＋ 2e⁻ → O²⁻

① 塩素　② マグネシウム　③ カルシウム　④ フッ素　⑤ カリウム

⑥ アルミニウム

①		②	
③		④	
⑤		⑥	

8．次のイオンのイオン式を答えよう.

① 水素イオン　② 塩化物イオン　③ マグネシウムイオン

④ 酸化物イオン　⑤ 硫化物イオン　⑥ 硫酸イオン

⑦ 鉄イオン（2価）　⑧ アンモニウムイオン

①		②		③		④	
⑤		⑥		⑦		⑧	

9．次のイオン式で表されるイオンの名称を答えよう.

① OH^-　② Ca^{2+}　③ NH_4^+　④ CO_3^{2-}　⑤ Zn^{2+}　⑥ S^{2-}

⑦ Na^+　⑧ NO_3^-　⑨ SO_4^{2-}

①		②		③	
④		⑤		⑥	
⑦		⑧		⑨	

10．アルゴン Ar と同じ電子配置になってイオンになる元素を原子番号 20 までですべて答えよう.

[　　　　　　　　　　　　　　　　　　　　　　　　　　　　　　]

LESSON 5
なかまの元素がわかる：周期律

元素を原子番号順に並べると，元素の性質が周期的に変わる規則性がみられます．この規則性のことを**周期律**といいます．原子番号が大きくなるにともなって増える電子は，配列のしかたが決まっているため，一番外側の電子配置が規則的・周期的に変化することで，元素の性質も周期的に変化します．

もっとも外側にある電子殻に属する電子は**最外殻電子**とよばれ，化学反応にかかわっています．

5.1 元素の周期表

元素を原子番号順に並べ，性質のよく似た元素を縦にそろうようにした表を**元素の周期表**といいます．

横の行を**周期**といい，同じ周期の元素は最外殻の電子殻が同じになっています．

また，縦の列を**族**といい，同じ族の元素を同族元素といいます．同族元素では最外殻の電子数が同じになっています（図 1）．

族																	
1	2	3	4	5	6	7	8	9	10	11	12	13	14	15	16	17	18

周期		1	2	3	4	5	6	7	8	9	10	11	12	13	14	15	16	17	18
	1	H																	He
	2	Li	Be											B	C	N	O	F	Ne
	3	Na	Mg											Al	Si	P	S	Cl	Ar
	4	K	Ca	Sc	Ti	V	Cr	Mn	Fe	Co	Ni	Cu	Zn	Ga	Ge	As	Se	Br	Kr
最外殻電子数		1	2	2	2	2	1	2	2	2	2	1	2	3	4	5	6	7	8
		典型元素		遷移元素									典型元素					

図 1 元素の周期表

5.2 典型元素

1 族，2 族，12 〜 18 族の元素を**典型元素**といいます．原子番号の増加により最外殻電子の数が規則的に変化します．

最外殻電子の数は族番号の 1 の位と一致しています．同族の元素どうしの性質は似てい

ていますが，族ごとの化学的性質は大きく異なります．

5.3　遷移元素

　3〜11族の元素を**遷移元素**といいます．原子番号が増えても，電子は最外殻電子を構成するs軌道，p軌道以外のd軌道，f軌道に入っていくため，最外殻電子数は増えず，元素の性質は大きく変わりません．同じ属および隣り合う元素の化学的性質は似ています．

5.4　金属元素

　単体が金属であるものを**金属元素**といいます．金属光沢があり，展性・延性があり，電気や熱を伝えやすい性質をもっています．イオン化エネルギーが小さく，陽イオンになりやすくなっています．遷移元素はすべて金属元素です．単体は金属結合により金属結晶をつくります．

5.5　非金属元素

　単体が金属でない22種類の元素を**非金属元素**といいます．17・18族はすべて非金属元素です．18族はイオンになりにくく，また1族の水素は陽イオンになることが多い一方で，そのほかの非金属元素は電子親和力が大きく，陰イオン(p.42参照)になりやすくなっています．単体は共有結合(p.60参照)により分子をつくります．

次の①〜⑳にあてはまる語句を入れよう.

- 元素を原子番号順に並べていくと元素の性質が周期的に変わる.この規則性のことを(①　　)という.

- 性質のよく似た元素が縦にそろうように(周期律に従って),原子番号順に並べた表を(②　　)といい,横の行を(③　　),縦の列を(④　　)という.③は第1〜7,④は第1〜18まである.

- 同じ③の元素は最外殻の(⑤　　)が同じで,同じ④の元素は最外殻の(⑥　　)が同じである.

- もっとも外側の電子殻(最外電子殻)にある電子を(⑦　　)といい,原子がイオンになったり,互いに結びついたりするときに重要なはたらきをするので,(⑧　　)とよばれる.

- 1族,2族,12族〜18族の元素を(⑨　　)といい,同族の元素は⑦の数が同じで,化学的性質が似ている.

- 最大数の電子が収容された電子殻は安定で,(⑩　　)とよばれる.

- 最外殻電子が2個または8個で,単原子として安定に存在している元素の仲間を(⑪　　)という.閉殻構造をもつ⑪の原子はほかの原子と反応しにくいので,価電子は(⑫　　)とする.

- 3族〜11族の元素を(⑬　　)といい,原子番号が増えても最外殻電子数は増えていかず,元素の性質は大きく変わらない.

- 単体で金属結晶をつくる元素を(⑭　　)という.⑭は(⑮　　)が小さく,(⑯　　)を放出しやすく,(⑰　　)になりやすい.⑬はすべて⑭である.

- ⑭以外の元素を(⑱　　)という.⑱は(⑲　　)が大きく,⑯を取り込み(⑳　　)になりやすい.

チャレンジ問題

1. 次の表にあてはまる電子数を入れよう.

	K殻	L殻	M殻	最外殻電子数
$_1$H				
$_2$He				
$_6$C				
$_8$O				
$_{12}$Mg				
$_{18}$Ar				

2. 次の①〜⑤とa〜eを正しく組み合わせよう.

① 1価の陽イオンになりやすい　　　　　a. 1族元素

② 1価の陰イオンになりやすい　　　　　b. 2族元素

③ 2価の陽イオンになりやすい　　　　　c. 16族元素

④ 2価の陰イオンになりやすい　　　　　d. 17族元素

⑤ イオンになりにくくく，単原子で安定　e. 18族元素

①		②		③	
④		⑤			

3. 次に示す元素について，①〜⑤の元素と化学的に性質の似たものを選ぼう.

He, Be, Se, B, C, S, P, K, N, F, Si, Ar, Br, Kr, Na, Ca, Al

① Li	
② Cl	
③ Mg	
④ O	
⑤ Ne	

アドバンス

4. 次の①〜⑤にあてはまるものを a 〜 e およびア〜オからそれぞれ選ぼう.

① 1価の陽イオンになりやすい

② 1価の陰イオンになりやすい

③ 2価の陽イオンになりやすい

④ 2価の陰イオンになりやすい

⑤ イオンになりにくく，単原子で安定

a. 1族元素　　b. 2族元素　　c. 16族元素　　d. 17族元素　　e. 18族元素

ア. O, S, Se　　　　　　　イ. Be, Mg, Ca　　　　　ウ. He, Ne, Ar, Kr

エ. H, Li, Na, K　　　　　オ. F, Cl, Br

①		②		③	
④		⑤			

5. 周期表の第 1 〜第 3 周期の元素について次の問いに答えよう.

① 価電子を 1 個もつ元素記号　　　　　　　　　　[　　　　　　]

② 価電子を 6 個もつ元素記号　　　　　　　　　　[　　　　　　]

③ 2 価の陽イオンになる元素記号　　　　　　　　[　　　　　　]

④ 1 価の陰イオンになる元素記号　　　　　　　　[　　　　　　]

⑤ 単原子 1 個で安定して存在する元素記号　　　　[　　　　　　]

6. 第 3 周期までの元素について，次の問いに答えよう.

① イオン化エネルギーがもっとも大きいもの　　　[　　　　　　]

② イオン化エネルギーがもっとも小さいもの　　　[　　　　　　]

③ 価電子が 0 のもの　　　　　　　　　　　　　　[　　　　　　]

④ 価電子が 2 のもの　　　　　　　　　　　　　　[　　　　　　]

⑤ 価電子が 7 のもの　　　　　　　　　　　　　　[　　　　　　]

⑥ 電子親和力のもっとも大きいもの　　　　　　　[　　　　　　]

LESSON 6　原子の手のつなぎ方

6.1　原子間の結合

18族以外の原子は，<u>希ガス型の安定した電子配置をとるために</u>原子どうしで化学結合します．化学結合の様式にはイオン結合，金属結合，共有結合があります．

6.2　イオン結合

陽イオンと陰イオンが，静電気的な引力（クーロン力）により引き合うことでできる結合を**イオン結合**といいます（図1）.

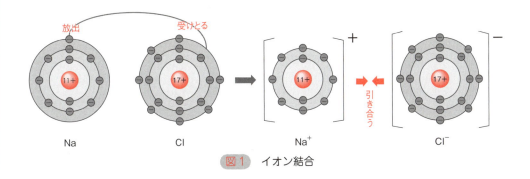

放出　　　　受けとる

引き合う

Na　　　　Cl　　　　Na$^+$　　　　Cl$^-$

図1　イオン結合

（1）イオン結晶

イオンがイオン結合によって規則正しく並んでいる固体を**イオン結晶**といいます．陽イオンの周りに陰イオン，陰イオンの周りに陽イオンが集まってできる固まりです．

（2）組成式

イオンの種類と割合をもっとも簡単な整数比で表した式を**組成式**といい，以下のルールがあります．

- 陽イオン，陰イオンの順に元素記号を書く．
- 右下にイオンの数の比を書く．ただし，1は省略する．
- イオン名から「化物イオン」「イオン」をとり除き，陰イオン，陽イオンの順に読む．
  陽イオンと陰イオンの電荷の合計が0になるように，イオンの数の比を求めます．

陽イオンの価数 × 陽イオンの数 ＝ 陰イオンの価数 × 陰イオンの数

たとえば，Al^{3+} に対して Cl^-，O^{2-}，OH^- はいくつずつ結合するかをみてみましょう（表1）.

表1　Al^{3+} に対する Cl^-，O^{2-}，OH^- の結合

	Al^{3+} と Cl^-		Al^{3+} と OH^-		Al^{3+} と O^{2-}	
価　数	3	1	3	1	3	2
イオンの数	1	3	1	3	2	3
組成式	$AlCl_3$		$Al(OH)_3$		Al_2O_3	

（3）性　質

　イオン結合からなる物質（表2）は，融点が高く，常温では固体で存在します．結晶は固い反面，強い力を加えると特定の面に沿って割れやすくなっています．固体では電気を通しませんが，融解したり，水に溶かしたりすると電気を通します．

表2　イオン結合でできた物質（イオン化合物）

陽イオン／陰イオン	Na^+ ナトリウムイオン	Ca^{2+} カルシウムイオン	Al^{3+} アルミニウムイオン
Cl^- 塩化物イオン	NaCl 塩化ナトリウム	$CaCl_2$ 塩化カルシウム	$AlCl_3$ 塩化アルミニウム
OH^- 水酸化物イオン	NaOH 水酸化ナトリウム	$Ca(OH)_2$ 水酸化カルシウム	$Al(OH)_3$ 水酸化アルミニウム
O^{2-} 酸化物イオン	Na_2O 酸化ナトリウム	CaO 酸化カルシウム	Al_2O_3 酸化アルミニウム
SO_4^{2-} 硫酸イオン	Na_2SO_4 硫酸ナトリウム	$CaSO_4$ 硫酸カルシウム	$Al_2(SO_4)_3$ 硫酸アルミニウム

OH^- は多原子イオンなので，（　）でくくります．

練 習 問 題

チェック欄 □□□

1. 次の①〜⑥にあてはまる語句を入れよう.

- （①　　　　　）イオンと（②　　　　　）イオンの間には，静電気的な引力がはたらく.

- ①と②の間にできる結合を（③　　　　　）という.

- Na は（④　　　　　），Cl は（⑤　　　　　）となり，③を形成する.

- ③によってできる固体を（⑥　　　　　）という.

チャレンジ問題

1．次のイオンからなる物質の組成式とその名称を答えよう．

① Na^+ と Cl^-　　② Na^+ と OH^-　　③ Ca^{2+} と Cl^-　　④ Ca^{2+} と OH^-

⑤ Al^{3+} と Cl^-　　⑥ Al^{3+} と OH^-　　⑦ Al^{3+} と O^{2-}　　⑧ Al^{3+} と SO_4^{2-}

①		②		③		④	
⑤		⑥		⑦		⑧	

2．次のイオン化合物の組成式を答えよう．

① 塩化ナトリウム　② 塩化カリウム　③ 塩化カルシウム　④ 塩化アルミニウム

⑤ 水酸化ナトリウム　⑥ 水酸化カルシウム　⑦ 水酸化アルミニウム

⑧ 酸化ナトリウム　⑨ 酸化アルミニウム　⑩ 硫酸ナトリウム

①		②		③		④		⑤	
⑥		⑦		⑧		⑨		⑩	

3．次のイオン化合物の説明として正しいもの a 〜 b から選び番号を答えよう．

① 塩化ナトリウム　② 炭酸カルシウム　③ 塩化カルシウム

a．水に溶けにくく，石灰石や貝殻や大理石の主成分となっている．

b．吸湿性があり，乾燥剤や融雪剤として使われる．

c．水に溶けやすく，食塩の主成分である．

①		②		③	

アドバンス

4．イオン結晶の一般的な性質にあてはまるものをすべて選ぼう.

   ① 液体である.

   ② 固体で電気を通す.

   ③ 強い力を加えると，特定の方向に割れやすい.

   ④ 融点が低い.

   ⑤ 融点が高い.

   ⑥ 融解したり，水に溶けると電気を通す.

[   ]

5．次の表の陽イオンと陰イオンの組合せでできる物質の組成式と名称を答えよう.

陽イオン / 陰イオン	Na^+ ナトリウムイオン	NH_4^+ アンモニウムイオン	Ca^{2+} カルシウムイオン	Al^{3+} アルミニウムイオン
Cl^- 塩化物イオン				
OH^- 水酸化物イオン				
O^{2-} 酸化物イオン				
SO_4^{2-} 硫酸イオン				
CO_3^{2-} 炭酸イオン				

6．マグネシウムイオンと硝酸イオンについて次の問いに答えよう.

   ① マグネシウムイオンのイオン式を書け.   [   ]

   ② 硝酸イオンのイオン式を書け.   [   ]

   ③ 組合せてできる物質の組成式と名称を書け.   [   ]

6.3　金属結合

　金属元素が放出した電子を陽イオンが共有することでできる結合を**金属結合**といいます．金属元素はイオン化エネルギーが小さく，価電子を放出して陽イオンになりやすい性質をもっています．金属元素の電気陰性度は小さいので，金属原子間に存在する電子はあまり束縛を受けずに自由に動き回り，**自由電子**とよばれます．

　電子を放出した原子は陽イオンとなり，自由電子が原子間を動き回ることで陽イオンどうしが反発することなく結合を形成します（図 2）．

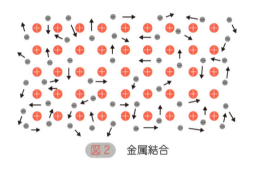

図2　金属結合

（1）金属結晶

　金属結合によってできる規則正しい構造体を**金属結晶**といいます（図 3）．金属結晶に電圧を加えると，自由電子が移動して電流が生じ，電気を通す**電気伝導性**を示すようになります．また，自由電子は動き回るため，熱を伝えやすい**熱伝導性**でもあります．金属の自由電子は光を反射するために，金属光沢という特有の光沢をもっています．また，力を加えると，電子が動いて結合を保とうとするため，薄く広がったり（**展性**），細く伸びたり（**延性**）します．

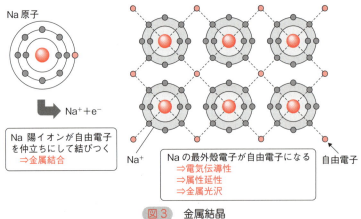

Na 原子

Na⁺+e⁻

Na 陽イオンが自由電子
を仲立ちにして結びつく
⇒金属結合

Na⁺

Na の最外殻電子が自由電子になる
⇒電気伝導性
⇒属性延性
⇒金属光沢

自由電子

図3 金属結晶
自由電子は Na⁺イオンの間を自由に移動する.

練 習 問 題

チェック欄
☐ ☐ ☐

2．次の問いに答えよう.

① 固体の金属の中で金属元素の原子が放出した価電子を何というか.

[　　　　　　　　]

② ①の電子による金属元素の陽イオン間の結合を何というか.

[　　　　　　　　]

③ ②によって結びついた結晶を何というか.　　　[　　　　　　　　]

チェック欄

チャレンジ問題

7. 次の（　）にあてはまる語句を入れよう.

固体の金属は,（①　　　　　）の原子が規則正しく並んでいる. このとき, 各原子の（②　　　　）は放出され（③　　　　）となり, 放出された③は（④　　　　）となって結晶内のすべての原子に共有されている. ③と④による金属原子間の結合を（⑤　　　　）という.

8. 金属結晶にあてはまる性質をすべて選ぼう.

① 固体で電気を通す.

② 固体のままでは電気を通さないが, 融解したり水に溶けたりすると電気を通す.

③ 硬いがもろい.

④ 力を加えると, 延びたり広がったりする.

⑤ 固体の状態で, 熱伝導性を示す.

[　　　　　　　　　]

9. 次の表はイオン結晶と金属結晶についてまとめたものである. 空欄をうめよう.

名　称	イオン結晶	金属結晶
構成元素	金属元素と非金属元素	
構成粒子	陽イオンと	陽イオンと
化学式	組成式	組成式
結合の種類		
機械的性質	固くてもろい	
電気の伝導性		

10. ① イオン結晶と ② 金属結晶にあてはまるものを, 次の a～f からそれぞれすべて選ぼう.

a. ドライアイス　　　b. 食塩　　c. カリウム　　d. ダイヤモンド

e. 水酸化ナトリウム　f. 銅

①		②	

6.4 共有結合

原子どうしがそれぞれ価電子を共有し合って希ガスの電子配置をつくる結合を**共有結合**といいます．この結合では，**不対電子**をもつ軌道どうしが重なり，互いの不対電子を共有して電子対を形成します．非金属元素どうし（電子親和力の大きいものどうし）が結合し，ともに閉殻構造（オクテット*を満たす構造）をとり，安定な**分子**をつくります．不対電子をもつ軌道の数だけ共有結合をつくることができるので，「不対電子の数 ＝ 結合の手の数」であり，このときの数を原子価とよびます．

(1) 分子と共有結合

いくつかの原子が共有結合してできた粒子を**分子**といいます．原子の組合せによりさまざまな分子が存在します．原子の化学結合が切断されると，物質として分子の性質はなくなります．

① 水素分子のでき方

2個の水素原子Hは，不対電子をもつK殻のs軌道どうしを重ね，価電子をだし合って電子対をつくり，これを共有することで結合して水素分子H_2をつくります．その結果，それぞれの水素原子は安定なヘリウム原子Heと同じ電子配置になります（図4）．

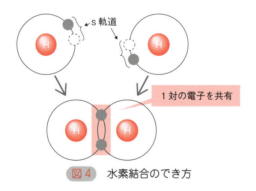

図4 水素結合のでき方

② 水分子のでき方

水素原子HのK殻1s軌道と酸素原子OのL殻2p軌道が重なり，不対電子を共有することで2カ所の共有結合ができ，水分子H_2Oをつくります（図5）．共有結合により，水素原子はヘリウム型の電子配置，酸素原子はネオン型の電子配置をとることになり，安定した分子となります．

*八隅子．結合に関与する原子の最外殻電子数が8個あること．その場合，化合物やイオンの反応性が安定する．

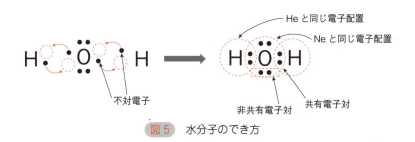

図5　水分子のでき方

（2）分子の表し方：化学式

　元素記号と数字で分子を表した式を**化学式**といいます．分子を構成する原子を元素記号で表し，原子の数を右下につけます（表3）.

　　例）水素分子：HH $\longrightarrow$ H_2　　酸素分子：OO $\longrightarrow$ O_2

物質を構成する原子が1個のときは，数字の1は省略します．

　　例）水分子：HOH $\longrightarrow$ H_2O　　二酸化炭素分子：OCO $\longrightarrow$ CO_2

表3　分子式の表記

単原子分子		二原子分子		多原子分子	
物質名	分子式	物質名	分子式	物質名	分子式
ヘリウム	He	水素	H_2	水	H_2O
ネオン	Ne	窒素	N_2	二酸化炭素	CO_2
アルゴン	Ar	酸素	O_2	アンモニア	NH_3
クリプトン	Kr	塩素	Cl_2	硫化水素	H_2S
キセノン	Xe	塩化水素	HCl	メタン	CH_4

（3）共有結合の種類

　共有電子対の数が1個のものを**単結合**，共有電子対の数が2個のものを**二重結合**，共有電子対の数が3個のものを**三重結合**という（図6）.

(a)

:Cl· + ·Cl: ⟶ :Cl::Cl: または :Cl−Cl:

(b)

:O· + ·O: ⟶ :O::O: または :O=O:

(c)

:N· + ·N: ⟶ :N:::N: または :N≡N:

図6 共有結合の種類
(a) 単結合, (b) 二重結合, (c) 三重結合

(4) 電子式

　価電子を • で示し, 元素記号の周囲に書いたものを**ルイス構造**といいます. 電子は軌道に 2 個ずつ入り, 2 個対で軌道に入ったものを電子対 **:**, 1 個のみ入ったものを**不対電子** • で表します.

　不対電子が共有結合に使われ, **共有電子対**を形成します. もともと対で電子が入っており, 共有結合にかかわらないものは**非共有電子対**とよばれます (図7).

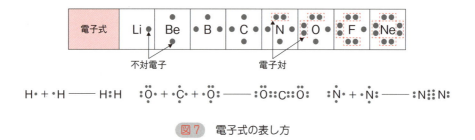

| 電子式 | Li • | •Be• | • B • | • C • | • N • | • O • | • F • | • Ne • |

不対電子　　　　　　電子対

H• + •H ── H:H　　:O: + •C• + :O: ── :O::C::O:　　:N• + •N: ── :N:::N:

図7 電子式の表し方

(5) 構造式

　分子内の共有結合を, 線を用いて表した式を**構造式**といいます. 1 組の共有電子対を**価標**といい, 価標の数 ＝ 原子価 ＝ 不対電子の数となっています (図8).

　　例) H−H (水素分子)　　　O=O (酸素分子)　　　O=C=O (二酸化炭素分子)

原子価

水素	塩素	酸素	硫黄	窒素	炭素
H—	Cl—	—O—	—S—	—N—	$-\overset{\mid}{\underset{\mid}{C}}-$
H·	:Cl:	·O·	·S·	·N:	·C·
1価	1価	2価	2価	3価	4価

— 価標
· 不対電子
⬬ 電子対

単結合・二重結合・三重結合

H·　·O·　·N:　·C·

	水素	二酸化炭素	窒素
分子式	H_2	CO_2	N_2
電子式	H:H	:O::C::O:	N⫶⫶N
構造式	H—H	O=C=O	N≡N
結合の種類	単結合	二重結合	三重結合

図8　構造式の表し方

6.5　配位結合

　非共有電子対を用いてつくる結合を**配位結合**といいます．片方の原子がもう片方の原子に非共有電子対を提供して，共有することで形成されます．配位結合と共有結合は区別がつけられません．全体として電子が1つ不足した+1のイオンになります（図9）．

$$\text{H:}\overset{\displaystyle \text{:}}{\underset{\displaystyle \text{H}}{\text{O}}}\text{:} + \text{H}^+ \longrightarrow \left[\text{H:}\overset{\displaystyle \text{:}}{\underset{\displaystyle \text{H}}{\text{O}}}\text{:H}\right]^+$$

オキソニウムイオン

$$\text{H:}\overset{\displaystyle \text{H}}{\underset{\displaystyle \text{H}}{\text{N}}}\text{:} + \text{H}^+ \longrightarrow \left[\text{H:}\overset{\displaystyle \text{H}}{\underset{\displaystyle \text{H}}{\text{N}}}\text{:H}\right]^+$$

アンモニウムイオン

図9　配位結合

練 習 問 題

チェック欄 ☐ ☐ ☐

3．次の①〜⑥にあてはまる語句を入れよう．

- いくつかの原子が（①　　　　）を共有し合ってできる結合を（②　　　　）
  といい，それぞれの原子がだし合う①は，軌道に電子が 1 つしか入っていない
  （③　　　　）である．③の軌道を重ねることで，軌道の電子は 2 つになり，
  それぞれの原子が希ガスの電子配置となり，化合物として安定する．②により
  できる化合物を（④　　　　）という．

- もともと対で入っていて②にかかわらない電子対を（⑤　　　　）という．⑤
  を一方的に共有することでできる結合を（⑥　　　　）という．水素イオン
  （H$^+$）は水分子の酸素原子がもつ⑤に電子の入っていない空の電子軌道を重ね⑥
  をつくり，（⑦　　　　）として存在する．②と⑥は区別がつかない．

チャレンジ問題

チェック欄 ☐ ☐ ☐

11．次の①〜⑥にあてはまる語句を入れよう．

物質の性質を示すもっとも小さな粒子を（①　　　　）という．①はさらに小
さな粒子の（②　　　　）が結合してできている．
A は（③　　　　）分子で，③原子が 2 つ（④　　　　）結合している．
B は（⑤　　　　）分子で，⑤原子が 2 つ④結合している．
C は（⑥　　　　）分子で，⑥原子が 2 つ④結合している．

A と B と C は原子の種類が違うので，原子が 2 つ結合してできる分子の種類
も異なる．

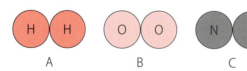

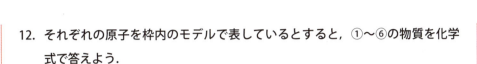

12. それぞれの原子を枠内のモデルで表しているとすると，①〜⑥の物質を化学式で答えよう.

| ○　水素 | ◎　酸素 | ●　塩素 | □　炭素 | △　窒素 |

① ○○　　　　② ◎◎　　　　③ ◎□◎　　　　④ ○●

⑤ ○□○（上下に○）　　⑥ ○△（上に○）　　⑦ ○◎○

①		②		③		④	
⑤		⑥		⑦			

13. 次の物質を化学式で答えよう.
① 水　　② 二酸化炭素　　③ 酸素　　④ メタン
⑤ アンモニア　　⑥ 水素

①		②		③		④	
⑤		⑥					

アドバンス

14. 次から分子を選ぼう.
① H_2O　　② H_2　　③ $NaCl$　　④ Ne　　⑤ $NaOH$　　⑥ CO_2　　⑦ O_2

[　　　　　　　　　　　　　]

15. 水とオキソニウムイオンの電子式を書こう.

水		オキソニウムイオン	

16. 次の a ～ c について, ①～③ に答えよう.

    a. H_2 b. CO_2 c. CH_4

    ① a ～ c の分子の電子式を書こう. [a.   b.   c.   ]

    ② 共有電子対はそれぞれ何組あるか.   [a.   b.   c.   ]

    ③ 非共有電子対はそれぞれ何組あるか. [a.   b.   c.   ]

17. 次の a ～ c について, ①～③ に答えよう.

    a. 水 H_2O b. 窒素 N_2 c. アンモニア NH_3

    ① a ～ c の分子の構造式を書こう. [a.   b.   c.   ]

    ② 共有電子対はそれぞれ何組あるか. [a.   b.   c.   ]

    ③ 三重結合をもつ分子はどれか.   [   ]

LESSON

7

分子の間にはたらく力

7.1　電気陰性度と極性

(1)　電気陰性度

　分子をつくっている原子が共有電子対を引きつける強さの尺度を**電気陰性度**といいます．電気陰性度は測定値ではなく，イオン化エネルギーと電子親和力をもとに決められた値です（表1）．

表1　電気陰性度（Linus Pauling の尺度）

2.1　H						
1.0　Li	1.5　Be	2.0　B	2.5　C	3.0　N	3.5　O	4.0　F
0.9　Na	1.2　Mg	1.5　Al	1.8　Si	2.1　P	2.5　S	3.0　Cl
0.8　K	1.0　Ca					

＊周期表の左下に位置する元素ほど小さく，右上に位置する元素ほど大きくなる．
＊希ガス（18族）には尺度がない．

(2)　極　性

　分子内に存在する電荷の偏りを**極性**といいます．分子を構成する原子間の電気陰性度の違いにより共有結合電子対にわずかに偏りが生じ，分子内にわずかな － と ＋ が生じます．このように極性が生じることを**分極**といいます．分子内で結合の片方に電子が完全に移動してしまった結合をイオン結合といいます（p.53 参照）．

　極性をもつ分子を**極性分子**，極性をもたない分子を**無極性分子**といい，前者では水など，後者では二酸化炭素などがそうです．

7.2　ファンデルワールス力

　すべての分子の間にはたらく，分子間の静電気的引力（クーロン力）を**ファンデルワールス力**といいます．分子を構成する電子は絶えず動き回っているので，瞬間的に分極した極性分子のようになるため，分子間には絶えず瞬間的なクーロン力による弱い引力がはたらいています．大きな分子ほど，ファンデルワールス力は大きくなります．

7.3 水素結合

水素原子を間にはさんだ分子間の結合を**水素結合**といいます．電気陰性度の大きいF, O, NとHの結合があると，水素結合が形成されます．共有電子対の電子はF，O，Nのほうに引きつけられて，Hは電子が少ない状態になり，正に帯電した($\delta +$) 水素原子との間にクーロン力がはたらきます(図1)．

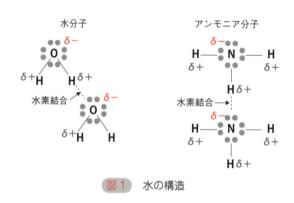

水分子　　　　　　　アンモニア分子

図1　水の構造

(1) 水分子

水分子は，酸素原子と水素原子が共有結合してできています(図2)．電気陰性度は，酸素原子Oが水素原子Hより大きいため，共有電子対の電子は酸素原子のほうに引きつけられていて，水素原子は電子が少ない状態になっています．

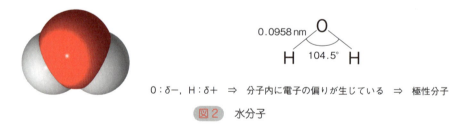

$O:\delta -$，$H:\delta +$　⇒　分子内に電子の偏りが生じている　⇒　極性分子

図2　水分子

(2) 水の性質

水分子間で，正に帯電した($\delta +$) のHと負に帯電した($\delta -$)のO間で引き合うため，液体の水は「水素結合」によって，水分子どうしが結びついた集合体となっています．水分子は集合体(クラスター)をつくり，大きな分子のようにふるまうため，沸点・融点が高くなっています(図3)．

水素結合する水分子　　　水分子クラスターの形成

クラスター

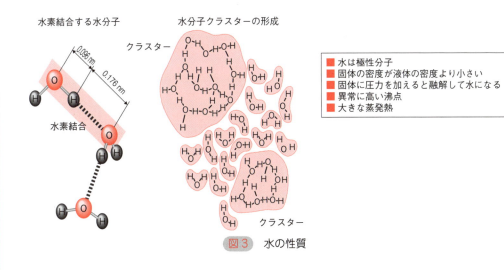

水素結合

0.096 nm
0.176 nm

- 水は極性分子
- 固体の密度が液体の密度より小さい
- 固体に圧力を加えると融解して水になる
- 異常に高い沸点
- 大きな蒸発熱

クラスター

図3 水の性質

練 習 問 題

チェック欄 ☐ ☐ ☐

次の①〜⑮にあてはまる語句を入れよう.

- 原子が共有電子対を引きつける強さを（①　　　　）といい, 原子間の電荷の偏りを（②　　　　）という. ②は, 結合する原子の①の差が大きいほど大きくなり, ①が等しい場合は②は生じない. 極性を生じることを（③　　　　）という. ③により, 分子全体にも電荷の偏りがある分子を（④　　　　）という. 水は④である. ①が等しいと結合に②が生じないため, 分子も②をもたない. このような②をもたない分子を（⑤　　　　）といい, 同じ原子でできている水素分子や酸素分子は⑤である.

- 分子間にはたらく弱い静電気的引力を（⑥　　　　）という. 分子が大きいほど⑥は（⑦　　　　）なる.

- 水素原子を間にはさんだ分子間の結合を（⑧　　　　）という. ⑧のできる分子は, 水素原子よりも（⑨　　　　）の大きいF（フッ素原子）, O（⑩　　　　）, N（⑪　　　　）との結合をもっている. H_2O（⑫　　　　）はOとHの間に②が生じているため, ⑫全体にも電荷の偏りが生じ, O側は（⑬　　　　）, 2つのH側は（⑭　　　　）分極した状態になっている. ⑫が集まると分極した分子間に（⑮　　　　）がはたらき, ⑫のH側とほかの⑫のO側に⑧ができる.

チャレンジ問題

1. 各原子の電気陰性度を枠内の数値とするとき，①〜③の問いに答えよう．

H 2.1	C 2.5	N 3.0	O 3.5	F 4.0	Cl 3.0

① 次の原子で共有結合が生じるとき，共有電子対の電子はどちらに引きつけられるか．

a. HとC　　b. HとN　　c. CとO　　d. HとCl　　e. HとF

a		b		c		d		e	

② 次の分子の構造式を書き，共有電子対の電荷の偏りをδ＋ とδ− の記号を用いて書こう．

a. H_2O　　b. CO_2　　c. HCl　　d. NH_3　　e. HF

a		b		c		d		e	

③ 次の分子のうち，分子全体として極性をもつものをすべて選ぼう．

a. H_2O　　b. CO_2　　c. HCl　　d. NH_3　　e. HF

[　　　　　　　　　　　　　　　　　　　]

2. 次の文章を読んで，①〜④の問いに答えよう．

水素は1族，酸素は16族の元素である．水素と酸素の共有結合によって a.水を生じる．水は，b. 分子間に比較的強い力がはたらいている．水分子の間にはたらく力は，固体の氷だけでなく液体の水にも存在している．

① 下線部aの化学式を書こう．　　　　　　[　　　　　　　]

② 水分子の構造式を書き，共有電子対の電荷の偏りをδ＋ とδ− の記号を用いて表そう．水素と酸素の電気陰性度をそれぞれ2.1と3.5とする．

[　　　　　　　　　　　　　]

③ 下線部bの力による結合を何とよぶか．　　[　　　　　　　]

④　2個の水分子間にbの力がはたらく様子を構造式により示そう．bの力は点線で表そう．

$$\Big[\qquad\qquad\qquad\Big]$$

3．次の①〜⑧にあてはまる語句を入れよう．

- 原子が最外殻にある（①　　　）を1個ずつだし合って（②　　　）をつくってできる結合を（③　　　）という．異なる原子間に形成される③では，原子が電子を引きつける強さの違いから，②はどちらかの原子に引き寄せられ，電荷の偏りができる．このとき，結合は（④　　　）をもつという．原子が電子を引きつける強さの尺度を（⑤　　　）という．

- 水分子は水素原子と酸素原子が共有結合をしている．酸素原子の⑤は水素原子の⑤より大きく，共有電子対の電子は（⑥　　　）のほうに偏っているため，水は④分子であり，水分子間には（⑦　　　）が形成される．液体の水では⑦により水分子どうしが結びついた集合体（クラスター）を形成しているため，沸点や融点が非常に（⑧　　　）い．

LESSON 8 粒子の質量の扱い方：原子量・分子量・式量

「質量数12の炭素原子 ^{12}C の質量を12とする」を基準とし，その質量との比較から求められる原子の相対的な質量を**相対質量**といいます．単位はありません．原子の平均相対質量は**原子量**とよばれ，その値は元素を構成する同位体の相対質量と存在比から求められます．分子を構成する全原子の原子量の総和を**分子量**といいます．また，イオン，イオン化合物，金属の単体などの分子ではない物質を構成している原子の原子量の総和は**式量**といいます．

練習問題

チェック欄 ☐ ☐ ☐

次の①〜⑧にあてはまる語句を入れよう．

- 原子1個の質量はきわめて小さいため，^{12}C 原子1個の質量を基準として，その質量との比較で原子の質量を表す．^{12}C 原子の質量数を（①　　　　）として，これを基準として表した質量を原子の（②　　　　）といい，質量そのものではなく質量の比であるため，単位はもたない．

- ほとんどの元素には，原子番号が同じで（③　　　　）の異なる（④　　　　）がある．④もそれぞれ②をもつので，それらの存在比との平均値を原子の（⑤　　　　）という．

- 分子1個の相対質量を（⑥　　　　）といい，分子を構成する原子の（⑦　　　　）の総和になる．金属やイオンなど，分子ではない物質では（⑧　　　　）といい，組成式に含まれる原子の⑦の総和である．

チャレンジ問題

1．次の分子の分子量を求めよう．原子量は H = 1，N = 14，O = 16，C = 12 とする．

　① H_2　　② O_2　　③ H_2O　　④ NH_3　　⑤ CO_2

①		②		③	
④		⑤			

2．次の物質の式量を求めよう．原子量は H = 1，O = 16，Na = 23，Al = 27，Cl = 35.5，K = 39，Ca = 40 とする．

　① NaCl　　② KOH　　③ $Ca(OH)_2$　　④ $CaCl_2$　　⑤ Al_2O_3

①		②		③	
④		⑤			

アドバンス

3．次の（　）にあてはまる数字を入れよう．

　① 原子の相対質量とは，質量数（　　　）の炭素原子1個の質量を基準としている．

　② 相対質量の基準となる炭素原子1個の質量は（　　　）である．

　③ 原子量1のHと原子量16のOからできている H_2O の分子量は（　　　）である．

　④ 原子量23のNaと原子量35.5のClからできているNaClの式量は（　　　）である．

4. 原子量を H = 1, N = 14, O = 16, C = 12, Na = 23, Al = 27, Cl = 35.5, K = 39, Ca = 40 として，次の問いに答えよう．

① a～o の物質の分子量あるいは式量を求めよう．

a. H_2　　　　b. O_2　　　c. N_2　　　d. H_2O　　e. NH_3　　　f. CO_2

g. NaCl　　　h. NaOH　　i. KOH　　j. KCl　　k. $CaCl_2$　　l. CaO

m. $Ca(OH)_2$　　n. $AlCl_3$　　o. Al_2O_3

a		b		c	
d		e		f	
g		h		i	
j		k		l	
m		n		o	

② a～e の物質の式量を求めよう．

a. Na^+　　b. Cl^-　　c. OH^-　　d. NH_4^+　　e. CO_3^{2-}

a		b		c	
d		e			

粒子の数の数え方：物質量・アボガドロ定数・モル質量

物質量とは，アボガドロ数個の粒子集団を単位とした物質の量のことです．物質量は，$6.022\,140\,76 \times 10^{23}$ の要素粒子の集合体と定義されます．単位は**モル**（mol）で，基本 SI 単位の一つです．どんなものでも $6.022\,140\,76 \times 10^{23}$ 個の集まりは 1 mol と表現します．

アボガドロ定数とは，1 mol あたりの粒子の数をいい，$6.022\,140\,76 \times 10^{23}$/mol と表します．

物質量・粒子数・アボガドロ定数の関係は次のようになっています．

$$\text{物質量} = \frac{\text{粒子数}}{\text{アボガドロ定数}}$$

$$\text{粒子数} = \text{アボガドロ定数} \times \text{物質量}$$

モル質量とは物質 1 mol の重さ（質量）のことで，原子量・分子量・式量に g/mol をつけて表されます．

アボガドロ[*]が 1811 年に提唱した**アボガドロの法則**は，同数の分子を含む気体は同温・同圧で同体積，というものです．つまり，**標準状態**では，どのような物質であっても 1 mol の気体の体積は 22.4 L となります．

- - - - - - - - - - 覚えておこう - - - - - - - - - -

- 分子量・式量は原子量の総和となる．
- 標準状態とは，0 ℃，1 気圧（1,013 hPa）のこと．
- 物質量のまとめ

  1 mol：粒子の数，$6.022\,140\,76 \times 10^{23}$ 個

  質量：原子量 g，分子量 g，式量 g

  気体の体積　22.4 L （標準状態）

＊アボガドロ（Amedeo Avogadro）　イタリア，トリノ出身の物理学者．

練習問題

次の①〜⑪にあてはまる語句を入れよう.

- 物質量は（①　　　　　　）個の粒子の集団を単位とする物質の量で，単位は（②　　　　　）である.

- 1 mol あたりの粒子数は（③　　　　　）個である.

- どのようなものでも③個の集まりは，（④　　　　　）である.

- ^{12}C の原子 1 個の質量を（⑤　　　　　）と定義されている.

- 各原子の同位体の存在比を考慮した平均相対質量を（⑥　　　　　）という.

- 分子を構成する原子の⑥の総和を（⑦　　　　　）という.

- 分子ではない物質を構成する原子の⑥の総和を（⑧　　　　　）という.

- 物質 1 mol の質量を（⑨　　　　　）といい，⑥・⑦・⑧に g/mol をつけて表される.

- 同温・同圧下で，同数の分子を含む気体は（⑩　　　　　）となる.

- 標準状態（0 ℃，1 気圧）では，すべての気体 1 mol の体積は（⑪　　　　　）である.

チャレンジ問題

1. 原子量をそれぞれ H = 1, C = 12, N = 14, O = 16 として，次の表の空欄をうめよう.

	原子量 分子量	物質量 mol		分子量	物質量 mol
水素原子(H)　　2 g			水素分子(H_2)　　2 g		
酸素原子(O)　32 g			酸素分子(O_2)　32 g		
水分子(H_2O)　18 g			水分子(H_2O)　36 g		
二酸化炭素(CO_2) 44 g			二酸化炭素(CO_2) 4.4 g		
アンモニア(NH_3) 34 g			アンモニア(NH_3) 17 g		

2. 原子量をそれぞれ H ＝ 1，C ＝ 12，N ＝ 14，O ＝ 16，F ＝ 19，Na ＝ 23，Mg ＝ 24.3，S ＝ 32，Cl ＝ 35.5，K ＝ 39，Ca ＝ 40，アボガドロ数を 6.02×10^{23} として，以下の問に答えよう．

① 次の表の空欄をうめよう．

	原子量 分子量 式量	質量 g		分子量 式量	質量 g
水素原子（H）　　1 mol			水素分子（H_2）　　1 mol		
酸素原子（O）　　1 mol			酸素分子（O_2）　　1 mol		
水分子（H_2O）　　1 mol			水分子（H_2O）　　3 mol		
二酸化炭素（CO_2）1 mol			二酸化炭素（CO_2）0.2 mol		
アンモニア（NH_3）1 mol			アンモニア（NH_3）5 mol		
食塩（NaCl）　　0.5 mol			硫酸（H_2SO_4）　　2.5 mol		
炭酸カルシウム（$CaCO_3$）　　　　　　　1.5 mol			グルコース（$C_6H_{12}O_6$）　　　　　　　0.2 mol		

② 次の物質の粒子数を求めよう．

	粒子数		粒子数
水素原子（H）　　1 mol		水素分子（H_2）　　1 mol	
酸素原子（O）　　2 mol		酸素分子（O_2）　　2 mol	
水分子（H_2O）　　0.5 mol		水分子（H_2O）　　3 mol	
二酸化炭素（CO_2）0.2 mol		二酸化炭素（CO_2）2 mol	
アンモニア（NH_3）0.25 mol		アンモニア（NH_3）5 mol	

③ 次の標準状態にある気体の体積を求めよう．

	体　積		体　積
水素原子（H）　　1 mol		水素分子（H_2）　　1 mol	
酸素原子（O）　　2 mol		酸素分子（O_2）　　2 mol	
水分子（H_2O）　　0.5 mol		水分子（H_2O）　　3 mol	
二酸化炭素（CO_2）0.2 mol		二酸化炭素（CO_2）2 mol	
アンモニア（NH_3）0.25 mol		アンモニア（NH_3）5 mol	

アドバンス

3．0.5 mol の塩化ナトリウム（NaCl）について，Na ＝ 23，Cl ＝ 35.5，アボガドロ数 ＝ 6.02 × 10²³ として次の問いに答えよう．

① 質量は何 g か． [   ]

② NaCl 粒子の数は何個か． [   ]

③ ナトリウムイオンと塩化物イオンの物質量はそれぞれ何 mol か．

[   ]

④ ナトリウムイオンと塩化物イオンの数はそれぞれ何個か．

[   ]

⑤ ナトリウムイオンと塩化物イオンはそれぞれ何 g 含まれるか．

[   ]

4．0.3 mol の水（H₂O）分子について，H ＝ 1，O ＝ 16，アボガドロ数 ＝ 6.02 × 10²³ として次の問いに答えよう．

① 質量は何 g か． [   ]

② 分子の数は何個か． [   ]

③ 水素原子と酸素原子の物質量はそれぞれ何 mol か． [   ]

④ 水素原子と酸素原子の数はそれぞれ何個か． [   ]

⑤ 水素原子と酸素原子はそれぞれ何 g 含まれるか． [   ]

5．次の問いに答えよう．ただし，気体の体積はすべて標準状態で考え，アボガドロ数 ＝ 6.02 × 10²³ とする．

① 体積が 44.8 L の水素 H₂ がある．この水素の物質量は何 mol か．

[   ]

② 5.6 L の窒素 N₂ がある．このなかに窒素分子は何個あるか．

[   ]

③ 2.5 mol の酸素 O₂ がある．この酸素の体積は何 L か．

[   ]

水にものを溶かす

物質を溶かす液体を**溶媒**，溶媒に溶けている物質を**溶質**といいます（図1）．溶質が溶媒に溶けることを**溶解**といいます．溶解によって生じる均一な混合物を**溶液**といいます．溶質が水にとり囲まれて，均一に分散している透明な液体を**水溶液**といいます．

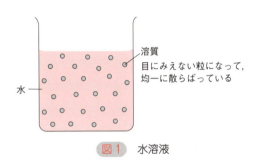

水
溶質
目にみえない粒になって，
均一に散らばっている

図1　水溶液

10.1　食塩と砂糖の溶け方

（1）食　塩

食塩は水のなかでどのように溶けているのでしょうか．食塩は塩化ナトリウム NaCl のことで，ナトリウムイオン Na^+ 1個と塩化物イオン Cl^- 1個がイオン結合したものです（図2）．食塩はイオン結晶であり，水の中では Na^+ と Cl^- に電離しています．水分子は極性分子のため，水分子の $H^{\delta+}$ は Cl^- を引きつけ，水分子の $O^{\delta-}$ は Na^+ を引きつけています．それぞれのイオンは図2のように水分子にとり囲まれます．

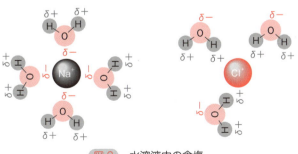

図2　水溶液中の食塩

（2）砂　糖

砂糖は水のなかでどのように溶けているのでしょうか．砂糖はスクロース $C_{12}H_{22}O_{11}$ のことで（図 3），炭素原子 12 個，水素原子 22 個，酸素原子 11 個が共有結合した分子です．酸素と水素原子が結合した **－OH（ヒドロキシ基）** は **官能基** とよばれます．ヒドロキシ基も O：δ－，H：δ＋ と分極しているため，ヒドロキシ基が水分子と水素結合し，スクロース分子は水分子にとり囲まれてます．

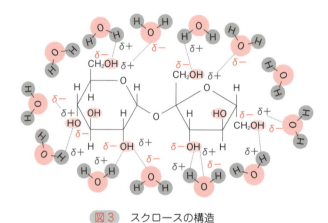

図 3　スクロースの構造

水分子がイオンや分子の周りをとりまいている状態を **水和** といいます．

10.2　濃　度

100 g の溶液中に，何 g の溶質が溶けているかを表す方法を **質量パーセント濃度**，100 ml の溶液中に，何 g の溶質が溶けているかを表す方法を **質量 / 体積パーセント濃度**，1 L の溶液中に何モルの溶質が溶けているかを表す方法を **モル濃度** といいます．

キーワード

- ■ **電離（ionization）**　物質が水に溶けてイオンに分かれること．
- ■ **電解質（electrolyte）**　水に溶けてイオンに分かれる物質（イオン化合物）．
- ■ **非電解質（nonelectrolyte）**　水には溶けるがイオンにならない物質（分子）．
- ■ **水和（hydration）**　極性をもつ水分子が，静電気的な引力により溶質の周りをとり巻き，イオンや分子が分散した状態．
- ■ **官能基**　有機化合物の中にある特定の構造をもつ原子の集まりで，特有の性質を示す基．
- ■ **溶液**　溶媒に溶質が均一に溶けているもの．
- ■ **濃度**　溶液にどれくらいの量の溶質が溶けているかを表す量．

練 習 問 題

1．次の①〜⑩にあてはまる語句を入れよう．

- 物質を溶かす液体を（①　　　　）という．
- 溶かされる物質を（②　　　　）という．
- 溶媒に溶質が均一に溶けることを（③　　　　）という．
- 溶媒に溶質が均一に溶けたものを（④　　　　）という．
- 物質が水に溶けてイオンに分かれることを（⑤　　　　）という．
- 水に溶けてイオンに分かれる物質（イオン化合物）を（⑥　　　　）という．
- 水には溶けるがイオンにならない物質（分子）を（⑦　　　　）という．
- 水分子が静電気的な引力によりイオンや分子の周りとり巻き結合した状態を（⑧　　　　）という．
- 溶液 100 g あたりに含まれる溶質の質量を表したものを（⑨　　　　）濃度という．
- 溶液 100 mL あたりに含まれる溶質の質量を表したものを（⑩　　　　）濃度という．
- 溶液 1 L あたりに含まれる溶質の物質量を現したものを（⑪　　　　）濃度という．

2．次の物質のうち，電解質をすべて選ぼう．

① スクロース　　② 塩化ナトリウム　　③ 塩化カルシウム
④ グルコース　　⑤ エタノール　　⑥ 硫酸アンモニウム

[　　　　　　　　　　　　　　　　　　　　　　　　　　　　　　]

チャレンジ問題

1．次の値を求めよう．

① 食塩 10 g が溶けている食塩水 100 g の濃度は何%か．

[   ]

② 水 40 g に食塩 10 g を溶かした食塩水の濃度は何%か．

[   ]

③ 5%の食塩水 100 mL に含まれる食塩の量は何 g か．

[   ]

④ 8%の食塩水 200 mL に含まれる食塩の量は何 g か．

[   ]

⑤ 3%の食塩水 150 mL に含まれる食塩の量は何 g か．

[   ]

⑥ 5%の食塩水 100 g に含まれる食塩と水の量はそれぞれ何 g か．

[   ]

⑦ 12%の食塩水 200 g と，7%の食塩水 300 g を混ぜたとき，何%の食塩水になるか．

[   ]

⑧ 3%の食塩水 40 g と，9%の食塩水 200 g を混ぜたとき，何%の食塩水になるか．

[   ]

⑨ 5%の食塩水 80 g に，水 20 g を混ぜたとき，何%の食塩水になるか．

[   ]

⑩ 1%の食塩水 200 g に，食塩 20 g を混ぜたとき，何%の食塩水になるか．

[   ]

⑪ 6%の食塩水 100 g から水何 g を蒸発させると，8% の食塩水になるか．

[   ]

⑫ 12%の食塩水と 7%の食塩水を混ぜて，10%の食塩水 500 g をつくるには，何 g ずつ混ぜればよいか．

[   ]

⑬ 濃度 5％の食塩水と濃度 10％の食塩水を混ぜて，濃度 7％の食塩水 500 g
　をつくるには，何 g ずつ混ぜればよいか．
　[　　　　　　　　　　　　　　　　　　　　　　　　　　　　　　]

⑭ 濃度 3％の食塩水と濃度 6％の食塩水を混ぜて，濃度 5％の食塩水 300 g を
　つくるには，食塩水を何 g ずつ混ぜればよいか．
　[　　　　　　　　　　　　　　　　　　　　　　　　　　　　　　]

⑮ 濃度 2％の食塩水と濃度 8％の食塩水を混ぜて，濃度 4％の食塩水 150 g を
　つくるには，食塩水を何 g ずつ混ぜればよいか．
　[　　　　　　　　　　　　　　　　　　　　　　　　　　　　　　]

⑯ 濃度 4％の食塩水と濃度 15％の食塩水を混ぜて，濃度 9％の食塩水 165 g
　をつくるには，食塩水を何 g ずつ混ぜればよいか．
　[　　　　　　　　　　　　　　　　　　　　　　　　　　　　　　]

⑰ 濃度 10％の食塩水と水を混ぜて濃度 7％の食塩水 200 g をつくるには，濃
　度 10％の食塩水と水を何 g ずつ混ぜればよいか．
　[　　　　　　　　　　　　　　　　　　　　　　　　　　　　　　]

⑱ 濃度 4％の食塩水と濃度 9％の食塩水を混ぜて濃度 5％の食塩水を 200 g つ
　くるには，食塩水を何 g ずつ混ぜればよいか．
　[　　　　　　　　　　　　　　　　　　　　　　　　　　　　　　]

⑲ 濃度 12％の食塩水と水を混ぜて濃度 7％の食塩水 240 g をつくるには，濃
　度 12％の食塩水と水を何 g ずつ混ぜればよいか．
　[　　　　　　　　　　　　　　　　　　　　　　　　　　　　　　]

⑳ ある濃度の食塩水 A と濃度 13％の食塩水 100 g を混ぜて濃度 10％の食塩
　水 400 g ができた．食塩水 A の濃度と重さを求めよ．
　[　　　　　　　　　　　　　　　　　　　　　　　　　　　　　　]

2．原子量を H = 1, C = 12, N = 14, Na = 23, O = 16, F = 19, Na
　= 23, S = 32, Cl = 35.5, K = 39, Ca = 40, Mg = 24.3 として，次
　の問に答えよう．
　① 1 L 中に NaOH が 4 g 溶けている．モル濃度を求めなさい．
　[　　　　　　　　　　　　　　　　　　　　　　　　　　　　　　]

② 100 mL 中に NaOH が 40 g 溶けている．モル濃度を求めなさい．

[   ]

③ 250 mL 中に $Ca(OH)_2$ が 3.7 g 溶けている．モル濃度を求めなさい．

[   ]

④ 0.1 mol/L の KOH 溶液 200 mL には，KOH は何 g 溶けているか．

[   ]

⑤ 塩化ナトリウム 58.5 g を水に溶かして，250 mL にした食塩水のモル濃度を求めなさい．

[   ]

⑥ モル濃度が 0.2 mol/L である塩化ナトリウム溶液 600 mL に含まれる塩化ナトリウムの物質量（mol）と質量（g）を求めなさい．

[   ]

⑦ 0.3 mol/L の塩化マグネシウム溶液を 500 mL 調整したい．調整の方法を説明しなさい．

[   ]

すがたを変える物質

物質の変化には，**状態変化**と**化学変化**があります．状態変化は，物質をつくっている原子や分子は変わりませんが，集合状態が変わります．化学変化は，物質をつくっている原子や分子の組合せが変わり，別の物質になります．

11.1　状態変化

水は，酸素(O)に水素(H)が二つ共有結合した物質で，H_2O と表され，温度により固体の氷，液体の水，気体の水蒸気と，集合の状態が変化します(図1)．

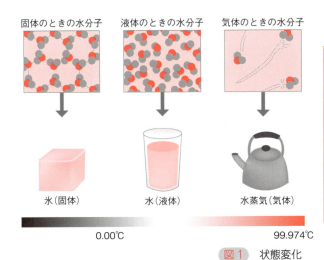

固体のときの水分子　液体のときの水分子　気体のときの水分子

固体	：分子が密に集まり，分子と分子の間のつながりが強い．一定の体積と形をもつ．
液体	：分子がエネルギーをもっているので分子と分子の間のつながりがゆるくなり，集まりとしてはたらくことができる．一定の体積をもつが形は自由に変えられる．
気体	：分子が大きなエネルギーをもち，それぞれ高速で動きまわるため，分子と分子のつながりがほとんどない．定まった体積と形をもたない．

氷(固体)　　水(液体)　　水蒸気(気体)

0.00℃　　　　　　　　　　　99.974℃

図1　状態変化

11.2　化学変化

水は，水素分子(H_2)と酸素分子(O_2)が組合せを変えて，1つの酸素原子(O)と2つの水素原子(H)が共有結合をした物質です．このように，原子の組合せを変えて新たな化学結合をつくり別の物質になることを**化学変化**といいます(図2)．

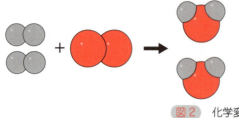

化学反応：化学変化を起こすこと
化学反応式：化学反応を表す式
反応物：化学反応を起こす物質
生成物：化学反応によりできる物質

図2　化学変化

11.3　化学反応式の書き方

化学変化では，原子の種類や数は変わらず，原子の組合せが変わるだけです．反応式は次のようにしてつくります．

1. 反応物の化学式を左辺，生成物の化学式を右辺に書き，矢印（→）で結ぶ．反応前後で変化しないものは書き入れない．

$$Fe + S \longrightarrow FeS$$

鉄　硫黄　　硫化鉄

2. 左辺と右辺の原子の種類と数が等しくなるように，係数をつける．係数はもっとも簡単な整数の比になるようにし，1の場合は省略する．

$$2Cu + O_2 \longrightarrow 2CuO$$

銅　酸素　　　酸化銅

例題　メタンと酸素が反応して，二酸化炭素と水ができる反応を化学反応式で表そう．

【解き方】

それぞれの物質を化学式で表す．

　　　メタン　CH_4　　　酸素分子　O_2　　　二酸化炭素　CO_2　　　水　H_2O

反応物を左辺，生成物を右辺に書き，→で結ぶ．

　　　$CH_4 + O_2 \longrightarrow CO_2 + H_2O$

左辺と右辺で原子の種類と数が等しいか，確認する：Cは左辺と右辺は1で等しい，Hは左辺が4，右辺が2なので，H_2Oの前に2をつける．

　　　$CH_4 + O_2 \longrightarrow CO_2 + 2H_2O$

Oは左辺が2，右辺が4なので，O_2の前に2をつける

　　　$CH_4 + 2O_2 \longrightarrow CO_2 + 2H_2O$

化学反応式の係数は,それぞれ反応する粒子数,物質量,体積の比率を表しています(表1).

表 1 化学反応式のまとめ

物　質	メタン	＋	酸素	⟶	二酸化炭素	＋	水
化学反応式	CH_4	＋	$2O_2$	⟶	CO_2	＋	$2H_2O$
係　数	1		2		1		2
分子の数	1 個		2 個		1 個		2 個
物質量	1 mol		2 mol		1 mol		2 mol
分子量	16		64		44		36
気体の体積 0℃, 1013 hPa	$1 \times 22.4\,L$		$2 \times 22.4\,L$		$1 \times 22.4\,L$		$2 \times 22.4\,L$

CH_4, O_2, CO_2, H_2O の分子量は,それぞれ 16,64,44,36 であり,左辺(16 ＋ 64 ＝ 80)と右辺(44 ＋ 36 ＝ 80)は等しくなる.

練 習 問 題

チェック欄
☐ ☐ ☐

次の①〜⑨にあてはまる語句を入れよう.

- 化学反応を化学式で表したものを(①　　　　)という.
- 化学反応で,反応する物質を(②　　　　),生じる物質を(③　　　　)という.
- 化学反応は,物質間の(④　　　　)の組み換えであり,反応の前後で④の (⑤　　　　)と(⑥　　　　)は変わらない.
- 化学反応式では,(⑦　　　　)の化学式を左辺に書き,(⑧　　　　)の化学式を右辺に書く.
- 化学反応式では,両辺の(⑨　　　　)の数が等しくなるように,係数をつける.

チャレンジ問題

原子量を H = 1, C = 12, O = 16 として,次の問題に答えよう.

1. 化学反応式を書こう.

　　① 水素と酸素が反応して,水ができる.　　　　　　　[　　　　　　]

　　② 炭素は酸素と反応して,二酸化炭素ができる.　　　[　　　　　　]

　　③ メタン CH_4 を燃焼させると,二酸化炭素と水ができる. [　　　　　　]

　　④ プロパン C_3H_8 を燃焼させると,二酸化炭素と水ができる.

　　　　　　　　　　　　　　　　　　　　　　　　　　　　[　　　　　　]

2. 水素 2 mol を酸素と完全に反応させて水を生成させるとき,必要な酸素と生成する水の物質量はそれぞれ何 mol だろうか.

　　[　　　　　　　　　　　　　　　　　　　　　　　　　　　　　　]

3. 炭素 12 g を完全燃焼させたとき,生成する二酸化炭素は何 mol だろうか.

　　[　　　　　　　　　　　　　　　　　　　　　　　　　　　　　　]

4. メタン 16 g の体積は標準状態で何 L になるだろうか.

　　[　　　　　　　　　　　　　　　　　　　　　　　　　　　　　　]

5. メタン 16 g を完全燃焼させると,生成する二酸化炭素と水はそれぞれ何 mol だろうか.

　　[　　　　　　　　　　　　　　　　　　　　　　　　　　　　　　]

6. プロパン 22 g の体積は標準状態で何 L になるだろうか.

　　[　　　　　　　　　　　　　　　　　　　　　　　　　　　　　　]

7. プロパン 22 g を完全燃焼させると,生成する二酸化炭素と水はそれぞれ何 mol で,何 g になるだろうか.

　　[　　　　　　　　　　　　　　　　　　　　　　　　　　　　　　]

LESSON 12　H⁺をあげる・もらう：酸と塩基

　水溶液にはすっぱい味（酸味）をもち，青リトマス紙を赤くするものがあります．このような水溶液の性質を**酸性**，酸性を示す物質を**酸**といいます．一方，酸の性質を打ち消し，赤リトマス紙を青くする性質を塩基性といい，塩基性を示す物質を塩基といいます．水に溶けやすい塩基を**アルカリ**とよび，その水溶液の性質を**アルカリ性**といいます．

　酸と塩基の定義は複数あります．

　アレニウス[*1]は，水溶液の性質として，水に溶けて水素イオンを生じる物質を酸，水酸化物イオンを生じる物質を塩基，と定義しました（1887年）．

　ブレンステッド[*2]とローリー[*3]は，水溶液以外での酸と塩基の反応を説明するため，水素イオンを相手に与える物質を酸，相手から受けとる物質を塩基，と定義しました（1923年）．

12.1　アレニウスの定義

　酸とは，水に溶け水素イオン H^+ を生じる物質（$HA \longrightarrow H^+ + A^-$）であり，塩基とは，水に溶けて水酸化物イオン OH^- を生じる物質（$BOH \longrightarrow B^+ + OH^-$）です．

　　例）酸　$HCl \longrightarrow H^+ + Cl^-$　　　塩基　$NaOH \longrightarrow Na^+ + OH^-$

12.2　ブレンステッド・ローリーの定義

　酸とは，水素イオン H^+ を相手に与える物質（H^+ 供与体）であり，塩基とは，水素イオン H^+ を相手から受けとる物質（H^+ 受容体）です．

　この定義は H^+ をもつあらゆる物質に適用できます．水（H_2O）は酸と塩基のどちらにもなることができます．

　　酸　：$NH_3 + H_2O \rightleftharpoons NH_4^+ + OH^-$ … 水は H^+ 供与体

　　塩基：$CH_3COOH + H_2O \rightleftharpoons H_3O^+ + CH_3COO^-$ … 水は H^+ 受容体

　　　（H_3O^+ はオキソニウムイオン）

[*1]　アレニウス（Svante Arrhenius）　スウェーデンの科学者．1903年にノーベル化学賞受賞．
[*2]　ブレンステッド（Johannes Brønsted）　デンマークの科学者．
[*3]　ローリー（Martin Lowry）　イギリスの科学者．

1分子の酸から電離するH^+の数を酸の価数，1分子の塩基から電離するOH^-の数あるいは受けとれるH^+の数を塩基の価数といいます（表1）．

表1 水溶液に酸と塩基を溶かしたときの電離式

	酸		塩基	
	物質名	電離式	物質名	電離式
1価	塩化水素	$HCl \longrightarrow H^+ + Cl^-$	水酸化ナトリウム	$NaOH \longrightarrow Na^+ + OH^-$
	硝酸	$HNO_3 \longrightarrow H^+ + NO_3^-$	水酸化カリウム	$KOH \longrightarrow K^+ + OH^-$
	酢酸	$CH_3COOH \longrightarrow H^+ + CH_3COO^-$	アンモニア	$NH_3 + H_2O \rightleftharpoons NH_4^+ + OH^-$
2価	硫酸	$H_2SO_4 \longrightarrow 2H^+ + SO_4^{2-}$	水酸化マグネシウム	$Mg(OH)_2 \longrightarrow Mg^{2+} + 2OH^-$
	硫化水素	$H_2S \longrightarrow 2H^+ + S^{2-}$	水酸化カルシウム	$Ca(OH)_2 \longrightarrow Ca^{2+} + 2OH^-$
	炭酸	$H_2CO_3 \longrightarrow 2H^+ + CO_3^{2-}$	水酸化バリウム	$Ba(OH)_2 \longrightarrow Ba^{2+} + 2OH^-$
	シュウ酸	$C_2H_2O_4 \longrightarrow 2H^+ + C_2O_4^{2-}$	水酸化銅	$Cu(OH)_2 \longrightarrow Cu^{2+} + 2OH^-$
3価	リン酸	$H_3PO_4 \longrightarrow 3H^+ + PO_4^{3-}$		

酸には金属の亜鉛や鉄を溶かし，水素を発生させる性質があります．亜鉛を例にすると次のような反応になります．

例）$Zn + 2H^+ \longrightarrow Zn^{2+} + H_2$

塩酸と酢酸はともに1価の酸ですが，同じ濃度の水溶液に亜鉛を加えると，塩酸のほうが酢酸より激しく水素を発生します．これは，水溶液中の水素イオンの数が違うためです．塩酸は水の中でほぼすべてがイオンに分かれていますが，酢酸は一部しかイオンに分かれていないため，水溶液中の水素イオンが塩酸よりも少なくなっています（図1）．

水溶液中で電離している割合（イオンに分かれている割合）を**電離度**といいます．

$$電離度\,\alpha = \frac{電離している電解質の濃度}{溶けている電解質全体の濃度}$$

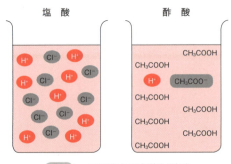

図1 水溶液中の塩酸と酢酸

酸と塩基の強弱は，水溶液中の H^+ または OH^- の量，すなわち電離度の大小により決まります．強酸や強塩基は水溶液中でほとんど電離しているので電離度は1に近く，弱酸や弱塩基は電離しないで溶けているものが多いので電離度が1より著しく小さくなります．電離度の大きいものを強酸・強塩基，小さいものを弱酸・弱塩基といいます．

酸と塩基の強弱は，価数に関係しません（表2）．

表2　酸と塩基の価数

	酸		塩基	
	強酸	弱酸	強塩基	弱塩基
1価	HCl HNO₃	CH₃COOH	NaOH KOH	NH₃
2価	H₂SO₄	(COOH)₂	Ca(OH)₂ Ba(OH)₂	
3価		H₃PO₄		Al(OH)₃ Fe(OH)₃

練 習 問 題

チェック欄 ☐☐☐

1．酸と塩基の定義について，次の①～⑤にあてはまる語句を入れよう．

- アレニウスの定義では，水に溶けて（①　　　　　）イオンを生じる物質を酸，（②　　　　　）イオンを生じる物質を（③　　　　　）とする．
- ブレンステッド・ローリーの定義では，酸は水素イオンを（④　　　　　）物質，塩基は（⑤　　　　　）物質であるとする．

2．HCl（塩化水素）と NaOH（水酸化ナトリウム）の電離式の（　）にあてはまるイオンを書き入れよう．

HCl ⟶ （　　　）＋ Cl⁻

NaOH ⟶ Na⁺ ＋（　　　）

チャレンジ問題

1. 以下の①～⑫の電解質について，電離式とそれぞれの価数を書こう.

① $HCl \longrightarrow$ _____ (　　　)

② $HNO_3 \longrightarrow$ _____ (　　　)

③ $CH_3COOH \longrightarrow$ _____ (　　　)

④ $H_2SO_4 \longrightarrow$ _____ (　　　)

⑤ $H_2CO_3 \longrightarrow$ _____ (　　　)

⑥ $H_3PO_4 \longrightarrow$ _____ (　　　)

⑦ $NaOH \longrightarrow$ _____ (　　　)

⑧ $KOH \longrightarrow$ _____ (　　　)

⑨ $NH_3 + H_2O \longrightarrow$ _____ (　　　)

⑩ $Ca(OH)_2 \longrightarrow$ _____ (　　　)

⑪ $Mg(OH)_2 \longrightarrow$ _____ (　　　)

⑫ $Al(OH)_3 \longrightarrow$ _____ (　　　)

2. a～lの酸・塩基について，次の問に答えよう.

a. 塩酸　　b. 硝酸　　c. 酢酸　　d. 硫酸　　e. 炭酸　　f. リン酸,

g. 水酸化ナトリウム　　h. 水酸化カリウム　　i. アンモニア

j. 水酸化カルシウム　　k. 水酸化マグネシウム　　l. 水酸化アルミニウム

① 化学式を書こう.

② 電離式を書こう.

③ 酸と塩基に分けよう.

④ 強酸であるものを，すべて記号で答えよう.

⑤ 弱酸であるものを，すべて記号で答えよう.

⑥ 強塩基であるものを，すべて記号で答えよう.

⑦ 弱塩基であるものを，すべて記号で答えよう.

⑧ 1価の酸であるものを，すべて記号で答えよう.

⑨ 1価の塩基であるものを，すべて記号で答えよう．

①	a.		b.		c.	
	d.		e.		f.	
	g.		h.		i.	
	j.		k.		l.	
②	a.		b.		c.	
	d.		e.		f.	
	g.		h.		i.	
	j.		k.		l.	
③	酸			塩基		
④		⑤			⑥	
⑦		⑧			⑨	

3．ブレンステッド・ローリーの定義に従うとき，次の反応式で水が酸としてはたらいているのか，塩基としてはたらいているのか答えよう．

① $CH_3COOH + H_2O \longrightarrow H_3O^+ + CH_3COO^-$　　　［　　　　　　　　　　］

② $NH_3 + H_2O \longrightarrow NH_4^+ + OH^-$　　　　　　　　　［　　　　　　　　　　］

③ $HCl + H_2O \longrightarrow H_3O^+ + Cl^-$　　　　　　　　　　［　　　　　　　　　　］

化学

LESSON 13

水素イオン濃度と pH

13.1 水の電離

　純水 H_2O もわずかに電離し，水素イオン H^+ と水酸化物イオン OH^- が生じています．

　　$H_2O \rightleftarrows H^+ + OH^-$

　生じた水素イオンのモル濃度を水素イオン濃度 $[H^+]$，水酸化物イオンのモル濃度を $[OH^-]$ で表します．純水では $[H^+]$ と $[OH^-]$ は等しく，25℃では 1.0×10^{-7} mol/L です．

　また，$[H^+]$ と $[OH^-]$ の積を**水のイオン積**といい，25℃では次のようになります．

　　$[H^+][OH^-] = (1.0 \times 10^{-7}$ mol/L$) \times (1.0 \times 10^{-7}$ mol/L$) = 1.0 \times 10^{-14}$ (mol/L)^2

　温度により $[H^+]$ と $[OH^-]$ が違っても，水のイオン積は常に 1.0×10^{-14} (mol/L)^2 で一定であるため，$[H^+]$ と $[OH^-]$ はどちらかが増加すればどちらかは減少する反比例の関係にあり，常に同時に変化することになります．

　純水のように，$[H^+] = [OH^-] = 1.0 \times 10^{-7}$ mol/L が成り立つ水溶液の性質を**中性**といいます．純水に酸 H^+ を加えると $[H^+]$ が上昇しますが，$[OH^-]$ が減少してイオン積は 1.0×10^{-14} (mol/L)^2 に保たれます．このとき，$\underline{[H^+] > [OH^-]}$ となります．純水に水酸化物イオン OH^- を加えると $[OH^-]$ が上昇しますが，$[H^+]$ が減少してイオン積は 1.0×10^{-14} (mol/L)^2 に保たれます．このとき，$\underline{[H^+] < [OH^-]}$ となります（表 1）．

表 1　イオン積の関係

	$[H^+] = 1.0 \times 10^{-7}$ mol/L $= [OH^-]$	中性
25℃	$[H^+] > 1.0 \times 10^{-7}$ mol/L $> [OH^-]$	酸性
	$[H^+] < 1.0 \times 10^{-7}$ mol/L $< [OH^-]$	塩基性

13.2 水素イオン濃度

　電解質の電離度は，溶解した電解質のモル濃度に対する電離した物質のモル濃度の割合です．一価の酸の場合，

$$電離度 = \frac{(電解して生じた水素イオン濃度[H^+])}{溶解した酸のモル濃度}$$

となり，

94

| 生じる水素イオン濃度$[H^+]$ ＝ 酸のモル濃度(mol/L) × 電離度 |

で求められます.

13.3　水素イオン指数　pH

　水素イオン濃度$[H^+]$は中性で 1.0×10^{-7} mol/L と非常に小さい値であり, 1.0×10^{0} mol/L ～ 1.0×10^{-14} mol/L まで広い範囲で変化して扱いにくいので, 代わりに水素イオン指数 pH を用います.

- $[H^+] = 1.0 \times 10^{-n}$ mol/L のときの n を用い, pH ＝ n で表します.
- $[H^+][OH^-] = 1.0 \times 10^{-14}$ $(mol/L)^2$ より, pH の値は 0 ～ 14 で表されます.
- $[H^+] = [OH^-] = 1.0 \times 10^{-7}$ mol/L より, pH7 が中性となります.
- $[H^+]$ が 1/10 に薄まると pH は 1 大きくなります.

練 習 問 題

チェック欄 ☐☐☐

次の①～⑪にあてはまる語句を入れよう.

- 純水もわずかに　$H_2O \rightleftarrows$ (①　　　　) ＋ (②　　　　) と電離している.
- 水素イオンのモル濃度(水素イオン濃度)を$[H^+]$, 水酸化物イオンのモル濃度(水酸化物イオン濃度)を$[OH^-]$で表すとき, 以下の式が成り立つ.

　　　　　$[H^+] = [OH^-] = 1.0 \times$ (③　　　　) mol/L　(25℃)
- 純水に酸 H^+ を加えると(④　　　　)が上昇するが, (⑤　　　　)が減少する.
- 純水に水酸化物イオン OH^- を加えると(⑥　　　　)が上昇するが, (⑦　　　　)が減少する.
- $[H^+] = [OH^-] = 1.0 \times 10^{-7}$ mol/L が成り立つ水溶液の性質を (⑧　　　　)という.
- $[H^+] = 1.0 \times 10^{-n}$ mol/L のとき, n のことを(⑨　　　　)という.
- pH は 0 ～ 14 で表され, 7 が(⑩　　　　)である.
- $[H^+]$ が 1/10 に薄まると, pH は(⑪　　　　)大きくなる

チャレンジ問題 G

1. 次の①〜⑥にあてはまる語句を入れよう.

純水 H_2O もわずかに(① 　　　　)と(② 　　　　)に電離している. 水溶液中の水素イオン H^+ のモル濃度を(③ 　　　　)といい, $[H^+]$ で表す. 水酸化物イオン OH^- のモル濃度を(④ 　　　　)といい, $[OH^-]$ で表す. 25℃の純水では, $[H^+]$ と $[OH^-]$ は等しく, ともに(⑤ 　　　　)mol/L である. 水溶液中では, $[H^+]$ が増加すると $[OH^-]$ は(⑥ 　　　　)し, $[H^+]$ が減少すると $[OH^-]$ は(⑦ 　　　　)し, 水のイオン積は常に(⑧ 　　　　)$(mol/L)^2$ となる.

2. 25℃で, 水素イオン濃度 $[H^+]$ と水酸化物イオン濃度 $[OH^-]$ が, 下の表の関係にあるとき, 次の質問に答えよう.

$[H^+]$mol/L	10^{-5}	10^{-6}	10^{-7}	10^{-8}	10^{-9}
$[OH^-]$mol/L	10^{-9}	10^{-8}	10^{-7}	10^{-6}	10^{-5}

① 水素イオン濃度 $[H^+]$ $= 1.0 \times 10^{-2}$ mol/L の水溶液の $[OH^-]$ は何 mol/L か.

[　　　　　　　　　　　　　　　　　　　　　　　　　　　　]

② この水溶液の pH はいくらか.

[　　　　　　　　　　　　　　　　　　　　　　　　　　　　]

③ この水溶液を 10 倍に薄めると, pH はいくらになるか.

[　　　　　　　　　　　　　　　　　　　　　　　　　　　　]

④ 水素イオン濃度 $[H^+]$ $= 1.0 \times 10^{-11}$ mol/L の溶液は, 酸性か塩基性か.

[　　　　　　　　　　　　　　　　　　　　　　　　　　　　]

⑤ pH が 3 の水溶液を 100 倍に薄めた溶液の pH はいくらになるか.

[　　　　　　　　　　　　　　　　　　　　　　　　　　　　]

⑥ pH が 10 の水溶液を 100 倍に薄めた溶液の pH はいくらになるか.

[　　　　　　　　　　　　　　　　　　　　　　　　　　　　]

⑦ pH が 11 の水溶液の水素イオン濃度 $[H^+]$ は何 mol/L か.

[　　　　　　　　　　　　　　　　　　　　　　　　　　　　]

3．水溶液の性質と［H$^+$］と［OH$^-$］の関係について，以下の表の空欄にあてはまる
　語句や記号を入れよう．

		モル濃度			性　質
［H$^+$］	＞	1.0×10^{-7} mol/L	①	［OH$^-$］	②
［H$^+$］	③	1.0×10^{-7} mol/L	＝	［OH$^-$］	中性
［H$^+$］	＜	1.0×10^{-7} mol/L	④	［OH$^-$］	⑤

4．0.1 mol/L の酢酸水溶液の電離度が 0.01 であるとき，水素イオン濃度と pH を
　求めよう．

[　　　　　　　　　　　　　　　　　　　　　　　　　　　　　　　　　　　　]

5．0.1 mol/L の塩酸水溶液の電離度が 1 であるとき，水素イオン濃度と pH を求
　めよう．

[　　　　　　　　　　　　　　　　　　　　　　　　　　　　　　　　　　　　]

6．0.1 mol/L の水酸化ナトリウム水溶液の電離度が 1 であるとき，水素イオン濃
　度と pH を求めよう．

[　　　　　　　　　　　　　　　　　　　　　　　　　　　　　　　　　　　　]

ミニ知識

日本の温泉には酸性のものからアルカリ性のものがあるが，中性～弱アルカリ性のものが圧倒的に多い．火山付近でよくみられる酸性の温泉には殺菌効果がある（秋田県の玉川温泉や群馬県の草津温泉など）．アルカリ性の温泉には，皮膚の古い角質を浮かび上がらせて皮脂汚れを分解・除去する効果がある（神奈川県の箱根湯本温泉，和歌山県の龍神温泉など）．温泉に行くことがあれば，pH をチェックしてみよう．

LESSON 14 中和反応

　酸の水溶液と塩基の水溶液を混合すると，酸から生じる水素イオン H^+ と塩基から生じる水酸化物イオン OH^- が反応して水が生成します．このように，酸と塩基が作用して，互いの性質を打ち消す反応を**中和**といいます．

　中和反応では，水とともに酸の陰イオンと塩基の陽イオンから塩ができます．塩の中に H^+ や OH^- を含まないものを正塩（中性塩）といい，完全に中和したときにできます．塩の中に H^+ を含むものを酸性塩といい，酸が過剰のときにできます．塩の中に OH を含むものを塩基性塩といい，塩基が過剰のときにできます．

　例）塩酸（強酸）と水酸化ナトリウム（強塩基）の反応（図1）

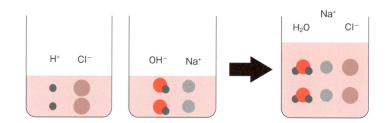

図1　塩酸（強酸）と水酸化ナトリウム（強塩基）の反応

塩酸	$HCl \longrightarrow H^+ + Cl^-$
水酸化ナトリウム	$NaOH \longrightarrow Na^+ + OH^-$
反応式	$H^+ + Cl^- + Na^+ + OH^- \longrightarrow Na^+ + Cl^- + H_2O$

　塩酸の H^+ と水酸化ナトリウムの OH^- が反応して，H_2O になります．

　塩酸の陰イオン Cl^- と水酸化ナトリウムの陽イオン Na^+ は，水溶液中ではイオンとして存在（電離）し，水を蒸発させると結晶化します（イオン結晶）．

　中和の量的関係は H^+ の物質量（個数）と OH^- の物質量（個数）により決まります．中和反応が過不足なく起こった点を中和点といいます．

> **酸の物質量（個数）× 酸の価数 ＝ 塩基の物質量（個数）× 塩基の価数**

練 習 問 題

チェック欄 □□□

1．酸と塩基が互いに性質を打ち消し合う反応を何というだろうか．

[　　　　　]

2．酸の水素イオンと塩基の水酸化物イオンから生じるものは何だろうか．

[　　　　　]

3．酸の陰イオンと塩基の陽イオンが結合してできる化合物は何というだろうか．

[　　　　　]

チャ レ ン ジ 問 題

チェック欄 □□□

1．次の①〜⑩にあてはまる語句を入れよう．

- 酸と塩基が作用して，互いの性質を打ち消す反応を（①　　　　　）という．
酸の水溶液と塩基の水溶液を混合すると，酸から生じる（②　　　　　）と
塩基から生じる（③　　　　　）が反応して（④　　　　　）を生じる．

- 塩酸（HCl）と水酸化ナトリウム（NaOH）は水溶液中では完全に電離して存在
している．混合した反応式をイオンの反応式で表すと以下のようになる．

$$H^+ + Cl^- + Na^+ + OH^- \longrightarrow Na^+ + Cl^- + H_2O$$

塩酸の（⑤　　　　　）と水酸化ナトリウムの（⑥　　　　　）が反応して，
水が生じる．塩酸の陰イオン（⑦　　　　　）と水酸化ナトリウムの陽イオ
ン（⑧　　　　　）は，反応の前後で変化していないが，水を蒸発させると
（⑨　　　　　）の結晶となる．このように，酸の陰イオンと塩基の陽イオ
ンからできる化合物を（⑩　　　　　）という．

2．次の酸と塩基の中和反応を化学反応式で表そう．

① 酢酸（CH₃COOH）と水酸化ナトリウム（NaOH）

[   ]

② 塩酸（HCl）と水酸化カリウム（KOH）

[   ]

③ 塩酸（HCl）と水酸化バリウム〔Ba（OH）₂〕

[   ]

④ 硝酸（HNO₃）と水酸化カルシウム〔Ca（OH）₂〕

[   ]

⑤ 硫酸（H₂SO₄）と水酸化カリウム（KOH）

[   ]

⑥ リン酸（H₃PO₄）と水酸化バリウム〔Ba（OH）₂〕

[   ]

LESSON 15　いつもいっしょに起こる酸化と還元

酸化と還元には，次の 3 つの定義があります．

- 酸素の授受と酸化・還元
- 水素の授受と酸化・還元
- 電子の授受と酸化・還元

それぞれについてみていきましょう．

15.1　酸素の授受と酸化・還元

　物質が酸素原子を受けとる変化を酸化といい，その物質は酸化されたといいます．物質が酸素原子を失う変化を還元といい，その物質は還元されたといいます．

　　例）酸化銅と水素との反応

$$CuO + H_2 \longrightarrow Cu + H_2O$$

　　酸化銅（CuO）は，酸素（O）を失い銅（Cu）に還元された．

　　水素（H_2）は，酸素（O）を受けとり水（H_2O）に酸化された．

15.2　水素の授受と酸化・還元

　物質が水素原子を失う変化を酸化といい，その物質は酸化されたといいます．物質が水素原子を受けとる変化を還元といい，その物質は還元されたといいます．

　　例）硫化水素（H_2S）と塩素（Cl_2）の反応

$$H_2S + Cl_2 \longrightarrow 2HCl + S$$

　　硫化水素（H_2S）は水素（H）を失って硫黄（S）に酸化された．

　　塩素（Cl_2）は水素（H）を受けとって塩化水素（HCl）に還元された．

15.3　電子の授受と酸化・還元

　物質が電子を失う変化を酸化といい，その物質は酸化されたといいます．物質が電子を受けとる変化を還元といい，その物質は還元されたといいます．

　　例）銅（Cu）と酸素（O_2）の反応

$$2Cu + O_2 \longrightarrow 2CuO$$

銅（Cu）が酸素（O）を受けとって酸化銅（CuO）になっているので，銅の酸化反応といえますが，下記のように電子の動きでみると，酸化還元反応として説明することができます．

① 銅は電子を放出して 2 価の陽イオンになる・・・2Cu $\longrightarrow$ 2Cu^{2+} + $4e^-$

② 酸素は電子を受けとって 2 価の陰イオンになる・・・O$_2$ + $4e^-$ $\longrightarrow$ 2O^{2-}

③ 銅は酸化され Cu^{2+}になり，酸素は還元されて O^{2-}になり，Cu^{2+} と O^{2-}がイオン結合して酸化銅 CuO になる

例）銅（Cu）と塩素（Cl$_2$）から塩化銅（CuCl$_2$）ができる反応

$\qquad$ Cu + Cl$_2$ $\longrightarrow$ CuCl$_2$

① 銅は電子を放出して 2 価の陽イオンになる・・・Cu $\longrightarrow$ Cu^{2+} + $2e^-$

② 塩素は電子を受けとって 1 価の陰イオンになる・・・Cl$_2$ + $2e^-$ $\longrightarrow$ 2Cl$^-$

③ 銅は酸化され，塩素は還元され，塩化銅になる．

15.4 酸化数

それぞれの原子の酸化の状態を表す数を**酸化数**といい，物質を構成する原子の酸化数の変化から，酸化されたのか還元されたのかを判断することができます．

酸化数は，次のように決められています．

【すぐに決まる酸化数】

- 単体中の原子の酸化数は 0
- 化合物中の水素原子 H の酸化数は＋1（金属元素の水素化物では－1　例：NaH，AlH$_3$ など）
- 化合物中の酸素原子 O の酸化数は－2（過酸化物では－1　例：H$_2$O$_2$）
- 単原子イオンの酸化数はイオンの価数と等しい

【計算で求める酸化数】

- 化合物を構成する原子の酸化数の総和は 0 になる

例）CO$_2$：O の酸化数 ＝ －2 ⇒ O$_2$ の酸化数 ＝ －4

C の酸化数 ＋ O$_2$ の酸化数 ＝ 0

C の酸化数 － 4 ＝ 0

C の酸化数 ＝ 4

- 多原子イオン中の原子の酸化数の総和は構成原子のイオンの価数の総和になる

  例）$\underline{SO_4^{2-}}$酸化数の総和 $= -2$

  O_4 の酸化数 $= -2 \times 4 = -8$

  S の酸化数 $+ O_4$ の酸化数 $= -2$

  S の酸化数 $= -2 + 8 = +6$

酸化されるものがあれば，還元されるものが必ずあるので，酸化と還元は同時に起こります．相手を酸化し，自身は還元される物質を**酸化剤**，相手を還元し，自身は酸化される物質を**還元剤**といいます（表1）．

表 1　酸化と還元のまとめ

	酸素	水素	電子	酸化数
酸化	受け取る	失う	失う	増加する
還元	失う	受けとる	受けとる	減少する

練 習 問 題

チェック欄 ☐ ☐ ☐

1. 次の①〜⑭にあてはまる語句を入れよう.

- 物質が酸素原子と結合する変化を（①　　　　）といい，その物質は①されたという.
- 物質が酸素原子を失う変化を（②　　　　）といい，その物質は②されたという.
- 酸化銅（CuO）に水素（H_2）を通じながら加熱すると，酸化銅は（③　　　　）原子を失って銅になり，水素は③を受けとって水になる.このとき，酸化銅は銅に（④　　　　）され，水素は水に（⑤　　　　）される.
- 物質が水素原子を失う変化を（⑥　　　　）といい，その物質は⑥されたという.
- 物質が水素原子と結合する変化を（⑦　　　　）といい，その物質は⑦されたという.
- 硫化水素（H_2S）と塩素（Cl_2）を反応させると硫化水素は（⑧　　　　）原子を失って硫黄に（⑨　　　　）される.塩素は⑧を受けとって塩化水素に（⑩　　　　）される.

103

- 物質が電子を失う変化を（⑪　　　　）といい，その物質は⑪されたという．
- 物質が電子を受けとる変化を（⑫　　　　）といい，その物質は⑫されたという．
- 銅（Cu）と酸素（O₂）の反応において，銅は（⑬　　　　）を放出して 2 価の陽イオンになる．酸素は⑬を受けとって 2 価の陰イオンになる．このとき銅は（⑭　　　　）され，酸素は（⑮　　　　）されて，イオン結合により酸化銅 CuO になる．

2．次の表の空欄をうめよう．

	酸素	水素	電子	酸化数
酸化				
還元				

チャレンジ問題

チェック欄 □ □ □

1．次の化合物の下線部の原子の酸化数を求めよう．

　① H₂　　② O₂　　③ HCl　　④ H₂SO₄　　⑤ FeCl₃

①		②		③		④		⑤	

2．次の反応について，（　　　）にあてはまる語句を入れよう．

　① C ＋ O₂ ⟶ CO₂

　　C は（　　）と結合して CO₂ になったので，（　　）されている．

　　このとき C の酸化数は（　　）から（　　）に変化している．

　　O₂ は C と結合して CO₂ になっているが，このとき O の酸化数は，（　　）から（　　）に変化しているので（　　）されたといえる．

　② CuO ＋ H₂ ⟶ Cu ＋ H₂O

　　CuO は（　　）を失い Cu になっているので，（　　）されている．

　　このとき Cu の酸化数は（　　）から（　　）に変化している．

H_2 は（　　　）を得て H_2O になっているので，（　　　）されている.

　　　　このとき H の酸化数は（　　　）から（　　　）に変化している.

　③　$2\underline{H_2S} + \underline{O_2} \longrightarrow 2S + 2H_2O$

　　　　H_2S は（　　　）を失い S になったので，（　　　）されている.

　　　　このとき S の酸化数は（　　　）から（　　　）に変化している.

　　　　O_2 は（　　　）を得て H_2O になっているので，（　　　）されている.

　　　　このとき O の酸化数は（　　　）から（　　　）に変化している.

　④　$\underline{H_2S} + \underline{Cl_2} \longrightarrow 2HCl + S$

　　　　H_2S は（　　　）を失い S になったので（　　　）されている.

　　　　このとき S 酸化数は（　　　）から（　　　）に変化している.

　　　　Cl_2 は（　　　）を得たので（　　　）されている.

　　　　このとき Cl の酸化数は（　　　）から（　　　）に変化している.

3．次の酸化還元反応で，各原子の酸化数の変化を調べて，酸化された物質，還元された物質をそれぞれ化学式で答えよう.

$$Zn + 2HCl \longrightarrow ZnCl_2 + H_2$$

[　　　　　　　　　　　　　　　　　　　　　　　　　　　　　　]

4．次の反応式について，各原子の酸化数の変化を調べ，酸化剤と還元剤を答えよう.

①　$2Na + Cl_2 \longrightarrow 2NaCl$

[　　　　　　　　　　　　　　　　　　　　　　　　　　　　　　]

②　$2HCl + H_2O_2 \longrightarrow 2H_2O + Cl_2$

[　　　　　　　　　　　　　　　　　　　　　　　　　　　　　　]

応用 1

生命をおりなす有機化合物

　炭素原子 C を骨格とする化合物を**有機化合物**といいます．いくつかの原子が集まって一定の機能をもった原子団を**官能基**（表 1）といい，特有の化学的性質を示すため，同じ官能基をもつ化合物は類似の化学的性質を示します．

表 1　重要な官能基

官能基	–OH	–CHO	=CO	–COOH	–NH$_2$
官能基名	ヒドロキシ基	アルデヒド基	ケトン基	カルボキシ基	アミノ基
一般名	アルコール	アルデヒド	ケトン	カルボン酸	アミン

1. 重要な性質

（1）アルコール

　アルコールは，R － OH の構造をもつ有機化合物です．おもな特徴に次のようなものがあります．

- –OH は電子が偏って分布しているので，ヒドロキシ基をもつ化合物は水に溶ける．
- –OH どうしで水素結合をつくるので，沸点が高い．
- –OH は酸化される（還元作用をもつ）

　例）エタノール CH_3CH_2OH → アセトアルデヒド CH_3CHO

（2）アルデヒド

　アルデヒドは，R － CHO の構造をもつ有機化合物です．おもな特徴に次のようなものがあります．

- –CHO は酸化される（還元作用をもつ）

　例）アセトアルデヒド CH_3CHO → 酢酸 CH_3COOH

（3）カルボン酸

　カルボン酸は，R － COOH の構造をもつ有機化合物です．おもな特徴に次のようなものがあります．

- –COOH は水溶液中で，弱い酸性を示す．

(4) アミン

　アミンは，$R-NH_2$ の構造をもつ有機化合物です．おもな特徴に次のようなものがあります．

- $-NH_2$ は水溶液中で，弱い塩基性を示す．

2．重要な化学反応

　覚えておきたい重要な化学反応には次のようなものがあります．

- ヒドロキシ基（$-OH$）とアルデヒド基（$-CHO$）は脱水縮合反応をする．
- 糖は分子内で $-OH$ と $-CHO$ が反応し，ヘミアセタール結合をつくって環状構造になる．
- 糖どうしが $-OH$ と $-CHO$ で反応し，グリコシド結合をつくって重合する．
- ヒドロキシ基（$-OH$）とカルボキシ基（$-COOH$）は脱水縮合反応をする．
- グリセロールの $-OH$ と脂肪酸の $-COOH$ が反応し，エステル結合をつくって脂肪になる．
- カルボキシ基（$-COOH$）とアミノ基（$-NH_2$）は脱水縮合反応をする．
- アミノ酸どうしの $-COOH$ と $-NH_2$ が反応し，ペプチド結合をつくる．
- アルデヒド基（$-CHO$）とアミノ基（$-NH_2$）が結合し，シッフ塩基（$-C=N-$）をつくる．
- 糖の $-CHO$ とアミノ酸の $-NH_2$ がアミノカルボニル反応（メイラード反応）をする．

練習問題

次の①〜⑫にあてはまる語句を入れよう.

- 糖はカルボニル基(アルデヒド基またはケトン基)を1つもち, ヒドロキシ基を2つ以上もつ有機化合物である. カルボニル基とヒドロキシ基は分子内では(① 　　　　　)結合をつくり(環状構造), 分子間では(② 　　　　　)結合をつくって重合する.

- 脂肪酸は炭化水素化合物の末端にカルボキシ基を1つもつ. グリセロールの(③ 　　　　　)は脂肪酸の(④ 　　　　　)と(⑤ 　　　　　)をつくり, (⑥ 　　　　　)になる.

- アミノ酸は, アミノ基とカルボキシ基の両方をもつ有機化合物である. アミノ酸どうしは(⑦ 　　　　　)と(⑧ 　　　　　)で脱水縮合をし, (⑨ 　　　　　)をつくり重合する.

- 糖の(⑩ 　　　　　)とアミノ酸の(⑪ 　　　　　)は結合し, (⑫ 　　　　　)をする. みそやしょうゆの褐変反応や赤血球の糖化など, 食品や生体で重要な反応である.

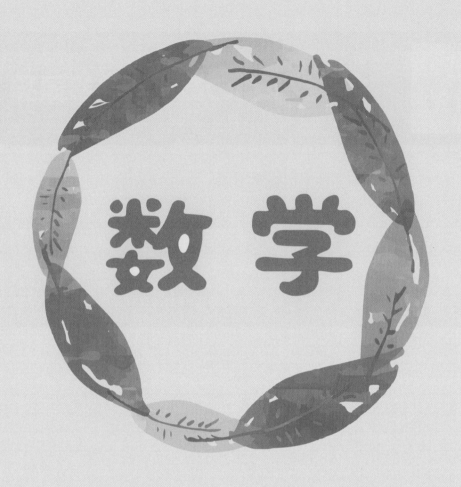

数学

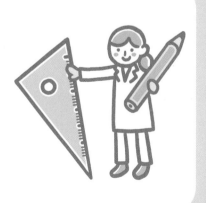

さまざまな実験の授業を受けるときや，あとに受ける講義で栄養価計算をするときに，数学の知識が必要になります．基本的なことを学んでおきましょう．

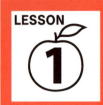

ギリシャ語の数を表す接頭辞

ここでは，**ギリシャ語の数を表す接頭辞**(表1)について学習しましょう．ギリシャ語の数を表す接頭辞は，化学と密接にかかわっていますが，ふだんの私たちの会話のなかにもでてきます．「モノレール」や「トライアングル」などがそうです．ギリシャ語の数を表す接頭辞の1～10までの日本語の読みについて，しっかり覚えましょう．

表1 ギリシャ語の数を表す接頭辞とその例

数字	ローマ字(読み)	例
1	mono(モノ)	モノトーン(単調，単一色)，モノアシルグリセロール(図1)
2	di(ジ)	ダイオキシン(＝ジオキシン)，ジアシルグリセロール(図1)
3	tri(トリ)	トリプルアクセル(フィギュアスケートの3回転半ジャンプ)，トリアシルグリセロール(図1)
4	tetra(テトラ)	テトラポット(河川などにある4本の足をもつコンクリートブロック)，テトラパック
5	penta(ペンタ)	ペンタゴン(五角形)，ペントース
6	hexa(ヘキサ)	ヘキサゴン(六角形)，ヘキソース
7	hepta(ヘプタ)	ヘプタスロン(七種競技)，ヘプトース
8	octa(オクタ)	オクターブ(8番目の音)，オクトパス
9	nona(ノナ)	ノナペプチド
10	deca(デカ)	デカスロン(十種競技)，デカン酸

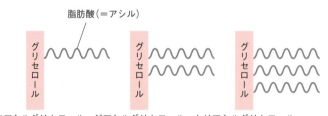

脂肪酸(＝アシル)

モノアシルグリセロール　ジアシルグリセロール　トリアシルグリセロール

図1 さまざまな脂肪

"モノ"は数字の1を，"ジ"は2を，"トリ"は3を意味しています．グリセロールに脂肪酸(アシル)が1個くっついたものをモノアシルグリセロール，2個くっついたものをジアシルグリセロール，3個くっついたものをトリアシルグリセロールとよびます(図1)．

私たちが食事から摂取している脂肪は，そのほとんどがトリアシルグリセロールです．

　牛乳などの飲み物が入った正四面体(三角錐)の紙容器をテトラパックといいますが，この"テトラ"は数字の4を意味しています．"ペンタ"，"ヘキサ"，"ヘプタ"はそれぞれ，数字の5，6，7を意味しているので，炭素原子を5個，6個，7個含む単糖類をそれぞれ，ペントース，ヘキソース，ヘプトースとよびます．タコは英語で"オクトパス(octopus)"ですが，足が8本なので8を意味する"オクタ"が使われています．また，ノナペプチドは9個のアミノ酸がくっついたペプチドのことをいいます．炭素数が10個の飽和脂肪酸をデカン酸といいますが，カプリン酸ともよばれます．また，"オリゴ"は「少ない」を意味するのでオリゴ糖は少糖類ともよばれ，"ポリ"は「多い」を意味するのでポリペプチドはアミノ酸がたくさんくっついた構造を表しています．

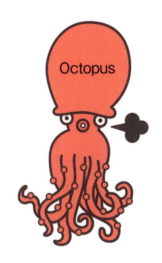

練習問題

チェック欄

次の①〜③にあてはまる語句を入れよう.
グリセロールに脂肪酸(アシル)が1個くっついたものを(①　　　　　　　)，2個くっついたものを(②　　　　　　)，3個くっついたものを(③　　　　　)という.

キーワード
■ 接頭辞　接頭語ともいう. 常にほかの語の前について用いられるもの.

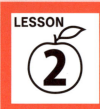

LESSON 2 世界共通の単位

　ここでは，単位について学習しましょう．私たちの生活のなかにはさまざまな単位があります．もし，重さを表す単位がグラム（g）しかなかったとしたら，とても不便でしょう．たとえば，50 kg の体重を表すとき，グラムという単位しかなければ 50,000 g というとても大きな数字になってしまいます．非常に大きな数字や逆に小さい数字を表すときは，**SI 接頭辞**を使えば扱いやすくなります．難しいように思いますが，日常生活でも使うので覚えておくとたいへん便利です．

　SI 接頭辞は基準となる単位の前につけ，3 の倍数の累乗がよく使われます（表 1）．たとえば，グラムという基準になる単位の場合は図 1 のようになります．

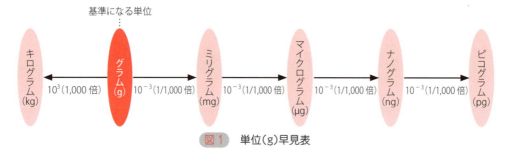

図 1　単位（g）早見表

表 1　よく使用される SI 接頭辞

10^n	10^3 (1,000)	10^0 (1)	10^{-3} (0.001)	10^{-6} (0.000001)	10^{-9} (0.000000001)	10^{-12} (0.000000000001)
接頭辞	キロ	−	ミリ	マイクロ	ナノ	ピコ
記号	k	−	m	μ	n	p

　割合や比率を表す単位に ppm，ppb，ppt があります．ppm（parts per million の頭文字をとったもの）は 100 万分率，ppb（parts per billion）は 10 億分率，ppt（parts per trillion）は 1 兆分率を表します．これらの単位は比率や割合を表しているので，1 mg/kg も 1 μg/g も 1 ppm です．水のように比重が 1 の場合，1 L の水に 1 mg の食塩が溶けている食塩水も 1 ppm です．

キーワード

- **SI 接頭辞**　国際単位系（international system of units, SI）の各単位の 10 の累乗倍を示すために用いる接頭語．

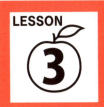

不確かさの扱い方：有効数字

「有効数字」というのを聞いたことはないでしょうか？　実験などで計算をしたとき，その答えを「有効数字○桁で答えなさい」と書かれていることがあります．**有効数字**とは有効な（＝信頼できる）桁数の数字という意味ですが，実は有効数字○桁で答えた数字の最小桁はとてもあいまいな数字なのです．たとえば，答えが 0.054302101…の場合，

有効数字 1 桁で答える場合・・・答えは 0.05

有効数字 2 桁で答える場合・・・答えは 0.054

有効数字 3 桁で答える場合・・・答えは 0.0543

有効数字 4 桁で答える場合・・・答えは 0.05430

有効数字 5 桁で答える場合・・・答えは 0.054302

有効数学 6 桁で答える場合・・・答えは 0.0543021

有効数学 7 桁で答える場合・・・答えは 0.05430210

となります．

　答えが 0.05 の場合，0 のある 1 の位と 0 のある 1/10 の位と 5 のある 1/100 位の"3 桁"と考えがちですが，有効数字の桁数を数える場合，小数点より前（左）にある 0 は桁数に含めません．また，小数点よりうしろ（右）にある 0 も左の数字からみて 0 でない数字までは桁数に含めません．つまり，0.05430210 の 5 の前にある 0 は 2 つとも桁数に含めませんが，0 でない数字にはさまれた 0 は桁数に含めるので，3 と 2 の間の 0 は桁数に含み，小数点よりうしろ（右）にある末位の 0 も桁数に含まれます．たとえば，有効数字 3 桁で答えた 0.0543 は，実は 0.05425 ～ 0.05434 まで含まれていて，最小桁の 3 は四捨五入で求められているので，とてもあいまいな表現になっていることがわかりますね．

チェック欄

練 習 問 題

次の数字を有効数字 4 桁で表してみよう．

① 2574.3　　② 5000　　③ 0.012345

①		②		③	

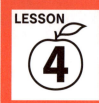

計算のきまり

"数"といってもさまざまな種類があります．なかなか寝つくことができないとき，「ヒツジが1匹，ヒツジが2匹，ヒツジが3匹…」と数える人もいるかもしれません．このように数えることのできる数字を**自然数**といいます．まさかヒツジが1.5匹とかマイナス2匹なんてことはありませんよね．したがって，自然数は1，2，3…というプラスの整った数（正の整数）ということになります．この自然数にマイナスをつけた−1，−2，−3…を負の整数といい，整数とは正の整数と負の整数と0（ゼロ）を含んだものです（図1）．

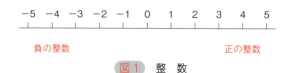

負の整数　　　　　　　　　　　正の整数

図 1 　整　数

計算は大きく分けると，足し算（加算），引き算（減算），掛け算（乗算），割り算（除算）の4つがあります．また，足し算の答えを"和"，引き算の答えを"差"，掛け算の答えを"積"，割り算の答えを"商"といいます．マイナスを含む計算は少しややこしいので「マイナスを含む計算のきまり」を参照してください．

· · · · · · · · · 覚 え て お こ う · · · · · · · · ·

マイナスを含む計算のきまり

A ＋ （−B） ＝ A − B ← A ＜ Bのときは − （B − A）

A − （−B） ＝ A ＋ B

A × （−B） ＝ −C

−A × −B ＝ C ← マイナス × マイナスはプラスになります．

A ÷ （−B） ＝ −D

（−A）÷（−B） ＝ D ← マイナス ÷ マイナスはプラスになります．

数字のあとに「以上」，「以下」，「未満」という言葉がついていることがあります．「以上」

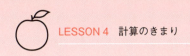

と「以下」はその基準となる数字を含むことになっています．

　たとえば，**日本人の食事摂取基準（2015 年版）**では 18 歳以上，69 歳以下の人の食物繊維の目標量が男性 20 g/ 日以上，女性は 18 g/ 日以上となっています．つまり，1 日あたり男性は 20 g，女性は 18 g の食物繊維を摂取していれば目標量を満たしていることになります．一方，18 歳以上の食塩の目標量は 1 日あたり男性 8.0 g 未満，女性は 7.0 g 未満です．未満はその基準となる数字を含まないので，1 日あたり男性は 8.0 g，女性は 7.0 g 摂取すると目標量を超えていることになります．

練 習 問 題

チェック欄 □ □ □

次の計算をしてみよう．

① （＋ 5）＋（－ 3）

② （＋ 7）＋（－ 10）

③ （＋ 14）－（－ 2）

④ （－ 4）－（－ 9）

⑤ （＋ 25）×（－ 10）

⑥ （－ 50）×（＋ 20）

⑦ （－ 30）×（－ 13）

⑧ （＋ 100）÷（－ 50）

⑨ （－ 700）÷（＋ 35）

⑩ （－ 1000）÷（－ 40）

①		②		③		④		⑤	
⑥		⑦		⑧		⑨		⑩	

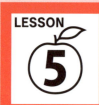

数学

LESSON 5 足し算と引き算：一般成分の計算

　ここでは足し算と引き算について学習しましょう．「足し算と引き算なんて簡単すぎていまさら…」なんて思っていませんか？　栄養士・管理栄養士の必須アイテムである**日本食品標準成分表(七訂)**の一般成分のうち「炭水化物」は原則，差引き法(足し算と引き算を使う方法)で算出しています[*]．

> **炭水化物(g) ＝ 可食部 100 g － (水分 ＋ たんぱく質 ＋ 脂質 ＋ 灰分などの合計重量g)**

　食品の水分，たんぱく質，脂質，灰分などを実際に測定し，その実測値を足した(足し算)合計重量(g)を可食部 100 g から差し引いて(引き算)求めています．

例題　食パンの炭水化物を求めてみよう(表1)．

表1　「食パン」と「コッペパン」の一般成分(100 g あたり)

食品名	水分(g)	たんぱく質(g)	脂質(g)	炭水化物(g)	灰分(g)
コムギ[パン類] 食パン	38.0	9.3	4.4	例題	1.6
コムギ[パン類] コッペパン	37.0	8.5	3.8	練習問題	1.6

【解き方】
表1より，100 －(38.0 ＋ 9.3 ＋ 4.4 ＋ 1.6)で計算できる．この場合，(　)の中をはじめに計算し，その合計を 100 から差し引けばいいので，100 －(53.3)＝ 46.7(g)となる．

---

[*]ただし，魚介類，肉類，卵類については，一般的に炭水化物が微量であるため，原則として全糖の分析値に基づいた成分値になっている．また，炭水化物の成分値には食物繊維も含まれる．なお，硝酸イオン，アルコール分，酢酸，ポリフェノール(タンニンを含む)，カフェインまたはテオブロミンを多く含む食品や，加熱により二酸化炭素が多量に発生する食品ではこれらも差し引いて算出する．

練　習　問　題

表1を用いて，コッペパンの炭水化物を実際に計算してみよう．

[　　　　　　　　　　　　　　　　　　　　　　　　　　　　　　　　　　　　]

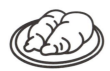

キーワード

■　灰分　灰化して有機物と水分を除いた残留物量．食品成分として含まれるミネラル成分で，カルシウム，鉄，リン，マグネシウムなどをいう．

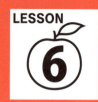

掛け算と割り算：たんぱく質評価法の計算

食品たんぱく質の栄養価を評価する方法には，生物学評価法としてたんぱく質利用効率（**PER**），生物価（**BV**），正味たんぱく質利用率（**NPU**）があり，化学的評価法として**アミノ酸価**（アミノ酸スコア，**AAS**）などがあります．ここでは，アミノ酸価の計算方法（掛け算と割り算）について学習しましょう．

$$たんぱく質利用効率 = \frac{体重増加量}{摂取たんぱく質量} \times 100 \qquad (式①)$$

$$生物価 = \frac{体内保留窒素量}{吸収窒素量} \times 100 \qquad (式②)$$

$$正味たんぱく質利用率 = \frac{体内保留窒素量}{摂取窒素量} \times 100 \qquad (式③)$$

$$アミノ酸価 = \frac{食品の各必須アミノ酸含量}{アミノ酸評点パターンの当該アミノ酸量} \times 100 \qquad (式④)$$

まず，上記のアミノ酸価の式にしたがって計算し，もっとも小さい値を示すアミノ酸を第一制限アミノ酸といい，それがそのたんぱく質のアミノ酸価となります．ただし，その値が 100 以上の場合，制限アミノ酸はなくアミノ酸価は 100 となります．

例題　精白米のアミノ酸価〔FAO/WHO/UNU（2007 年），1 ～ 2 歳を評点パターンとした場合〕を求めてみよう（表 1）.

表 1　アミノ酸評価パターンと食品のアミノ酸組成

アミノ酸 (mg/g たんぱく質)	アミノ酸評点パターン FAO/WHO/UNU（2007 年）1 ～ 2 歳	精白米		大 豆	
		食品たんぱく質（mg/g たんぱく質）	評点パターンに対する比率（%）	食品たんぱく質（mg/g たんぱく質）	評点パターンに対する比率（%）
ヒスチジン	18	32	例題	32	練習問題
イソロイシン	31	47		52	
ロイシン	63	97		89	
リシン	52	42		74	
含硫アミノ酸（メチオニン + シスチン）	26	55		35	
芳香族アミノ酸（フェニルアラニン + チロシン）	46	110		100	
トレオニン	27	42		47	
トリプトファン	7.4	16		16	
バリン	42	68		56	
アミノ酸価			例題		練習問題

灘本知憲，仲佐輝子 編，『基礎栄養学（第 4 版）』〈新食品・栄養科学シリーズ〉，化学同人（2015），p.79，表 4.6 より.

【解き方】

アミノ酸価の式にしたがって，各必須アミノ酸の評点パターンに対する%を計算する.

$$\text{アミノ酸価} = \frac{\text{食品の各必須アミノ酸含量}}{\text{アミノ酸評点パターンの当該アミノ酸量}} \times 100 \qquad \text{（式④）}$$

（　）のない，割り算と掛け算のみの式なので，この場合は，式を前から順に計算する. ヒスチジンの場合，32 ÷ 18 × 100 ＝ 177.7 … ≒ 178 となる. 決して式のうしろの掛け算から計算しないようにしよう. 32 ÷ 18 × 100 ＝ 32 ÷ 1800 ＝ 0.0177 …は間違い. 同様にすべての必須アミノ酸を計算すると…

　　イソロイシン：　47 ÷ 31 × 100 ＝ 151.6 … ≒ 152

　　ロイシン：　97 ÷ 63 × 100 ＝ 153.9 … ≒ 154

　　リシン：　42 ÷ 52 × 100 ＝ 80.7 … ≒ 81

含硫アミノ酸： 55 ÷ 26 × 100 ＝ 211.5 … ≒ 212

芳香族アミノ酸： 110 ÷ 46 × 100 ＝ 239.1 … ≒ 239

トレオニン： 42 ÷ 27 × 100 ＝ 155.5 … ≒ 156

トリプトファン： 16 ÷ 7.4 × 100 ＝ 216.2 … ≒ 216

バリン： 68 ÷ 42 × 100 ＝ 161.9 … ≒ 162

もっとも小さい値はリシンの 81 なので，精白米のアミノ酸価〔FAO/WHO/UNU（2007年），1～2歳を評点パターンとした場合〕は 81 となる．

練 習 問 題

チェック欄

表1 の大豆のアミノ酸価〔FAO/WHO/UNU（2007年），1～2歳を評点パターンとした場合〕を実際に計算してみよう．

 分数の計算は割り算である．詳細は LESSON 9 を参照のこと．

キーワード

- **PER** protein efficiency ratio，たんぱく質利用効率
- **BV** biological value，生物価
- **NPU** net protein utilization，正味たんぱく質利用率
- **AAS** amino acid score，アミノ酸価
- **生物価** 体内保留窒素量 ＝ 吸収窒素量 －（尿中窒素量 － 無たんぱく食のときの尿中窒素量）
  吸収窒素量 ＝ 摂取窒素量 －（糞中窒素量 － 無たんぱく食のときの糞中窒素量）
- **含硫アミノ酸** 硫黄を含むアミノ酸のこと，メチオニン，システイン，シスチンなど．
- **芳香族アミノ酸** ベンゼン環などの芳香族基を含むアミノ酸のこと．フェニルアラニン，チロシン，トリプトファンなど．

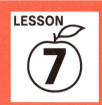

四則が混じった計算

LESSON
7

　　これまで，足し算と引き算のみの計算と，掛け算と割り算のみの計算についてみてきました．ここでは，四則（足し算，引き算，掛け算，割り算）が混じった計算について学習しましょう．四則計算では計算の順番が決められています．この順番を守らないと正解を導きだすことができません．

- - - - - - - - - - - 覚えておこう - - - - - - - - - - -

四則計算のきまり

1　（　）を 1 番はじめに計算する.

2　次に，掛け算と割り算を前から順に計算する.

3　最後に，足し算と引き算を前から順に計算する.

例題　次の四則計算をしてみよう.

$$3 + 10 \div 2 \times 5 - 4$$

【解き方】

まず，四則計算のきまりの順に計算すると，この式には（　）がないので，まず掛け算と割り算を前から順に計算する. つまり 1 番はじめは，$10 \div 2$ を計算して 5 となり，2 番めはこの答えに 5 を掛け，$5 \times 5 = 25$ となる. 3 番めは $3 + 25$ を計算して，4 番めに $28 - 4$ を計算する.

$$3 + 10 \div 2 \times 5 - 4 = 3 + 5 \times 5 - 4 = 3 + 25 - 4$$
$$= 28 - 4$$
$$= 24 \qquad \text{答え　24}$$

練 習 問 題

次の四則計算をしてみよう.

$$8 + 2 \times (10 - 9 \div 3)$$

ヒント

（　）の中の計算も掛け算と割り算を先に計算してから，足し算と引き算をする.

[   ]

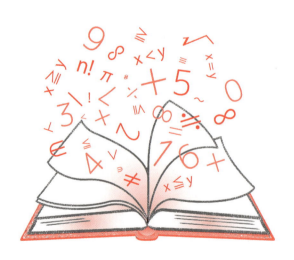

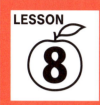

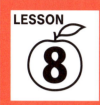

小数の計算

　ここでは，小数の計算について学習しましょう．小数とは，0～1や1～2など整数間の数を小数点で表した数で，0.21や3.14は小数の例です（図1）.

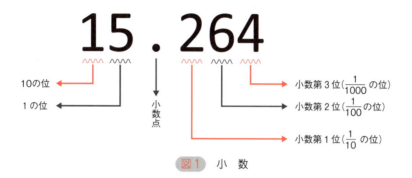

図1　小　数

例題　次の小数の計算をしてみよう.

① 1.073 + 10.24　　　　② 15.26 − 0.19

ヒント

 10.24 は 10.240 と考えよう.

【解き方】

小数点をそろえて整数の計算と同じようにする.

①
```
    1.073
 +10.24
  11.313
```

②
```
  15.26
 − 0.19
  15.07
```

例題 次の小数の計算をしてみよう.

80.5 × 3.9

【解き方】

```
    805      ← 小数点を無視して整数になおして計算
  ×  39
   7245
  2415
  313.95    ← 小数点以下は,80.5 は 1 桁,3.9 も 1 桁 ⇒ 桁数を合計
              すると 2 桁なので,2 桁目に小数点を打つ
```

- - - - - - - 覚 え て お こ う - - - - - - -

- 小数の足し算と引き算は小数点をそろえて計算する.
- 小数の掛け算は小数点を無視して整数になおして計算したあと,小数点以下の桁数を数える.
- 小数の割り算
  1 小数 ÷ 整数の場合,小数点は無視して整数の割り算と同様に計算する. 次に,割られる数の小数点の桁にそろえて小数点を打つ.
  2 小数 ÷ 小数の場合,割る数の小数点を移動した分だけ,割られる数の小数点を移動させて計算する. 1 と同様,割られる数の小数点の桁にそろえて小数点を打つ(図 2).

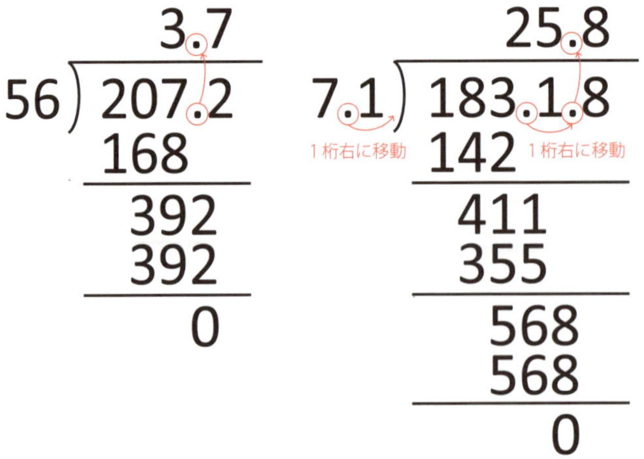

```
            3.7                      25.8
     56 )207.2          7.1 )183.1.8
         168      1桁右に移動  142    1桁右に移動
         392                       411
         392                       355
           0                       568
                                   568
                                     0
```

図2 小数の割り算

練 習 問 題

次の小数の計算をしてみよう.

① 155.8 ÷ 82

② 246.75 ÷ 4.7

チャレンジ問題

次の小数の計算をしてみよう.

35.95 − 5.4 ÷ 1.2 × 7.1 + 6.9

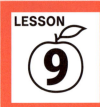

分数の計算

ここでは，分数の計算について学習しましょう．分数は横棒（括線）の下にある分母と上にある分子からできています．

$$\frac{3}{5} \quad \leftarrow \quad 分子$$
$$\qquad\quad \leftarrow \quad 分母$$

分数は割り算でも小数でも表すことができます．

$$\frac{3}{5} = 3 \div 5 = 0.6$$

分数は分子と分母を 0 以外の同じ数で割って，簡単な分数にすることを**約分**するといいます．

$$\frac{14}{49} \begin{matrix}\leftarrow \\ \leftarrow\end{matrix} \quad 分母，分子をそれぞれ 7 で割る \Rightarrow \quad \frac{2}{7}$$

また，分数は分子と分母を 0 以外の同じ数を掛けて，2 つ以上の分数の分母をそろえることを**通分**するといいます．

$$\frac{3}{4} \begin{matrix}\leftarrow \\ \leftarrow\end{matrix} \quad 分母，分子にそれぞれ 3 を掛ける \Rightarrow \quad \frac{9}{12}$$
$$\frac{1}{6} \begin{matrix}\leftarrow \\ \leftarrow\end{matrix} \quad 分母，分子にそれぞれ 2 を掛ける \Rightarrow \quad \frac{2}{12}$$

分母がそろっている

・・・・・・・ 覚 え て お こ う ・・・・・・・

- 分数には分子が分母より小さい**真分数**と，分子が分母より大きい**仮分数**と，整数と真分数の和になっている**帯分数**がある．たとえば真分数は $\frac{1}{7}$，仮分数は $\frac{8}{7}$，帯分数は $1\frac{2}{7}$ となる．
- 分数は分子と分母を 0 以外の同じ数で掛けても割っても大きさは同じ．
- 分数の足し算と引き算は通分して（分母をそろえて）から，分子のみ，足したり，引いたりして計算する．

ミニ知識　分数は分子と分母を 0 以外の同じ数でかけても割っても大きさは同じ．

例題　次の分数の計算をしてみよう.

① $\dfrac{3}{4} + \dfrac{1}{6}$　　　② $\dfrac{3}{4} - \dfrac{1}{6}$

【解き方】

①も②も分数の足し算と引き算の計算なので, 通分して分子のみ計算する.

① $\dfrac{3}{4} + \dfrac{1}{6} = \dfrac{9}{12} + \dfrac{2}{12} = \dfrac{9+2}{12} = \dfrac{11}{12}$

② $\dfrac{3}{4} - \dfrac{1}{6} = \dfrac{9}{12} - \dfrac{2}{12} = \dfrac{9-2}{12} = \dfrac{7}{12}$

例題　次の分数の計算をしてみよう.

① $\dfrac{3}{4} \times \dfrac{1}{6}$　　　② $\dfrac{3}{4} \div \dfrac{1}{6}$

【解き方】

① $\dfrac{3}{4} \times \dfrac{1}{6} = \dfrac{3 \times 1}{4 \times 6} = \dfrac{3}{24} = \dfrac{1}{8}$

② $\dfrac{3}{4} \div \dfrac{1}{6} = \dfrac{3}{4} \times \dfrac{6}{1} = \dfrac{3 \times 6}{4 \times 1} = \dfrac{18}{4} = 4\dfrac{1}{2}$

練 習 問 題

チェック欄 ☐ ☐ ☐

次の分数の計算をしてみよう.

$$2\dfrac{3}{4} + \dfrac{3}{4} \times \dfrac{1}{6} - \dfrac{1}{4} \div \dfrac{1}{2}$$

⋯⋯⋯⋯⋯⋯ 覚 え て お こ う ⋯⋯⋯⋯⋯⋯

- 分数の足し算と引き算は分母をそのまま足したり引いたりしないこと.

- 分数の掛け算は分母どうし, 分子どうしをそれぞれ掛けて計算し, 分数の割り算は割る数の逆数(分子と分母を入れかえた数)を掛けて計算する.

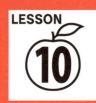

比例計算

ここでは，比例計算について学習しましょう．比例式は，

$$A : B = C : D$$

で表されます．

　＝（イコール）ではさんだ内側にあるBとCを内項，外側にあるAとDを外項といい，内項と外項の積は等しくなります．つまり，$A × D = B × C$ です．

例題　クラスの男女比は3：2で，女子の人数が16人のとき，男子の人数は何人になるだろうか？

【解き方】

比例計算で求めてみよう．求めたい男子の人数を X とすると，クラスの男女比は3：2なので，

$$3 : 2 = X : 16$$

が成り立つ．内項の積と外項の積は等しいので，

$$2 × X = 3 × 16$$
$$2X = 48$$
$$X = 24$$

答え　男子は24人

練 習 問 題

1．うすくちしょうゆ100 gが84.7 mLのとき，100.0 mLでは何gになるだろうか？

2．糖アルコールであるマルチトールの1回あたりの最大無作用量（下痢を誘発しない許容量）は，男女とも0.3 g/kg体重である．体重50 kgの人では，マルチトールの最大無作用量は何gになるだろうか？

3．食物繊維の目標量は摂取エネルギー1,000 kcalあたり10 gが望ましいとされている．摂取エネルギーが1,800 kcalのとき，食物繊維の目標量は何gになるだろうか？

4．体重60 kgの人の体液が，体重の60%であるとき，細胞内液と細胞外液の比が2：1とすると，細胞内液と細胞外液はそれぞれ何kgずつになるだろうか？

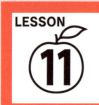

LESSON 11 指数計算

　ここでは，指数計算について学習しましょう．同じ数を2回以上掛け合わせたものを累乗とよび，a^n で表したとき，掛け合わせる回数（n）を指数といい，右肩に小さく書きます．たとえば $2 \times 2 \times 2 \times 2 \times 2$ は 2^5 と書きます．

覚えておこう

指数計算のきまり

$$a^m \times a^n = a^{m+n} \qquad a^m \div a^n = a^{m-n} \qquad a^{-m} = \frac{1}{a^m}$$

例題　1 μg を，指数を使って kg，g，mg，ng，pg に変換してみよう．

【解き方】　LESSON 2 で学習したことを思いだそう．

$1 \mu g = 10^{-9} kg = 10^{-6} g = 10^{-3} mg = 10^3 ng = 10^6 pg$　なので，

$$10^{-9}kg = \frac{1}{10^9} = \frac{1}{10 \times 10 \times 10 \times 10 \times 10 \times 10 \times 10 \times 10 \times 10}$$
$$= 0.000000001 \, kg$$

$$10^{-6}g = \frac{1}{10^6} = \frac{1}{10 \times 10 \times 10 \times 10 \times 10 \times 10} = 0.000001 \, g$$

$$10^{-3}mg = \frac{1}{10^3} = \frac{1}{10 \times 10 \times 10} = 0.001 \, mg$$

$$10^3 ng = 10 \times 10 \times 10 = 1000 \, ng$$

$$10^6 pg = 10 \times 10 \times 10 \times 10 \times 10 \times 10 = 1000000 \, pg$$

答え　0.00000000 kg，0.000001 g，0.001 mg，1000 ng，1000000 pg

ミニ知識　0乗のときはいつでも1．2^0，3^0，4^0 も答えは1．

練 習 問 題

1．身長 165.0 cm，体重 60.0 kg の人の BMI（body mass index，体格指数）を求めよう．BMI は体重（kg）を身長（m）の 2 乗で割り算して求める．

2．身長 102.0 cm，体重 17.0 kg の 4 歳の男の子のカウプ指数（kaup index）を求めよう．カウプ指数は，乳幼児期の栄養状態の評価に用いる指数で，体重 (kg)/ 身長 $(cm)^2 \times 10^4$ で求める．

3．身長 150.0 cm の人の標準体重を求めよう．ただし，標準体重は BMI 22 とする．

4．身長 150.0 cm，体重 45.0 kg の 12 歳の女の子のローレル指数（Rohrer index）を求めよう．ローレル指数は学童期の体格を表す指数で，体重 (kg)/ 身長 $(cm)^3$ $\times 10^7$ で求める．

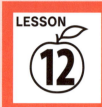

対数計算

ここでは，対数計算について学習しましょう．対数は LESSON 11 で学習した指数に似ています．

$$10^0 = 1$$
$$10^1 = 10$$
$$10^2 = 100 \cdots 10^X = Y$$

上記の式は，10 の 0 乗は 1，10 の 1 乗は 10，10 の 2 乗は 100，10 の 3 乗は 1000，10 の X 乗は Y という意味です．別のいい方をすると，10 を 1 にする指数は 0，10 を 10 にする指数は 1，10 を 100 にする指数は 2，10 を 1000 にする指数は 3，10 を Y にする指数は X ということですね．これを対数で表すと，$X = \log_{10}Y$ になり，10 の部分を「底」といい，10 を底とする対数（常用対数）では底が省略できます．栄養士・管理栄養士に必要な pH を求める計算式によく使われます．

- - - - - - - - - 覚えておこう - - - - - - - - -

対数計算のきまり

$\log_a AB = \log_a A + \log_a B$　　　　　　　　　　　　　　（式①）

$\log Y = \log(A \times 10^X)$　　　　　　　　　　　　　　（式②）

$\log_a \dfrac{B}{A} = \log_a B - \log_a A$　　　　　　　　　　　　（式③）

pH を求める式

$pH = -\log[H^+]$　（$[H^+]$ は水素イオン濃度）　　　　　　（式④）

$[H^+] \times [OH^-] = 10^{-14}$　（$[OH^-]$ 水酸化物イオン濃度）　　（式⑤）

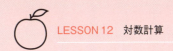

例題　0.001 mol/L の塩酸の水溶液の pH を求めよう．ただし，電離度は 1 とする．

【解き方】

式④にあてはめる．つまり，

pH ＝ － log[0.001]

pH ＝ － log(0.001) ＝ － log(1 × 10^{-3}) ＝ －(log 1 + log 10^{-3})

　　＝ －(0 － 3) ＝ 3　　　　　　　　　　　　　　　答え　pH　3

練 習 問 題

チェック欄　☐ ☐ ☐

0.001 mol/L の水酸化ナトリウムの pH を求めよう．ただし，電離度は 1 とする．

ミニ知識　指数計算の割り算は LESSON 11 を参照のこと．

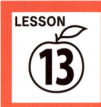

パーセント（百分率）の扱い方

ここでは，パーセント（百分率，%）について学習しましょう．パーセントは割合を示す単位で，全体を100として表します．たとえば，日本人の食事摂取基準（2015年版）では，炭水化物の目標量は50以上65未満（%エネルギー）です．これは1日あたり2,000 kcalのエネルギーを摂取する場合，炭水化物は1,000 kcal以上1,300 kcal未満で目標量を満すことを意味しています．

例題 1人分150 ccのだし汁で4人分の汁物をつくる場合，塩だけで味つけをするとしたら塩は何g必要だろうか．ただし，塩分は0.8 %で計算すること．

【解き方】

4人分のだし汁は150 cc × 4人分 ＝ 600 cc．また0.8 %は全体を100としたとき，0.8ということなので，600 cc × 0.8 % ＝ 600 cc × 0.8/100 ＝ 4.8 となる．

答え　4.8 g

練習問題

チェック欄 ☐ ☐ ☐

1人分（150 cc）のだし汁で5人分の汁物を塩分0.8 %になるように，塩とうすくちしょうゆを塩分7：3で味つけする場合，塩とうすくちしょうゆはそれぞれ何g必要だろうか．ただし，うすくちしょうゆの塩分は15 %で計算すること．

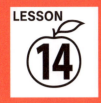

LESSON 14 基準となるものとの密度の比：比重

　比重とは，固体や液体の場合，物質の質量とその物体と同じ体積の純水（4℃）の質量との比で表されます．純水の比重は約 1 なので，比重が 1 より小さい物質は水に浮き，1 より大きい物質は水に沈むことになります．調理でよく使用する酢や酒は比重が 1，しょうゆの比重は 1.18，油やバターの比重は 0.9 です．サラダオイルと酢を混ぜてドレッシングをつくるとき，混ぜてもすぐにサラダオイルと酢の 2 層（サラダオイルが上層，酢が下層）に分かれてしまいますよね．これは比重の違いによるものです．

例題　大さじ（15 mL）で酢や酒を量ると 15 g になるが，バターとしょうゆのそれぞれの大さじ 1 杯分の重量は何 g になるだろうか？ただし，バターの比重は 0.9，しょうゆの比重は 1.18 とする．

【解き方】

バターは 15 × 0.9 ＝ 13.5 g，しょうゆは 15 × 1.18 ＝ 17.7 g

　　　　　　　　　　　　　　　　　答え　バター 13.5 g，しょうゆ 17.7 g

練習問題

チェック欄 ☐ ☐ ☐

塩分 15 ％のうすくちしょうゆ 12 g は何 mL になるだろうか？　また，それは計量器を使用するとどれくらいになるだろうか．ただし，うすくちしょうゆの比重は 1.18 とする．

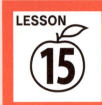

LESSON 15

さまざまな指標：率と比

　ここでは，率と比について学習しましょう．「視聴率」って聞いたことありませんか．対象地域のテレビ所有世帯のうち，あるテレビ番組をどれくらい（%）の世帯が視聴したのかを表す指標です．

　栄養士・管理栄養士に必要な疫学に用いられる疾病頻度の指標には有病率，罹患率，死亡率などがあり，**率**は一定期間における割合を表しています．一方，**比**はLESSON 10の例題で学習した男女比のように，2つの量を比較する指標です．標準化死亡比やオッズ比などが疫学で用いられています．

例題　ある町で高血圧の検診を実施した結果，受診者3,800人のうち，高血圧者は1,216人であった．この町の検診実施時の有病率（100人あたり）を求めてみよう．

【解き方】

$$有病率 = \frac{高血圧者数}{検診受診者数} \times 100 = \frac{1216}{3800} \times 100 = 32$$

答え　32%

練習問題

チェック欄 □ □ □

表1は，昨年のK市と県全体の40〜60歳までの三大主要死因とそれぞれの死亡者数である．K市と県全体のこの年代の人口はそれぞれ5万人と20万人であり，人口構成はほぼ同じである．各死因の死亡比率を求めよう．ただし，基準を1（県全体）とし，小数点第2位を四捨五入すること．

表1　昨年のK市と県全体の40〜60歳までの三大主要死因とその死亡者数

	K市の死亡者数（人）	県全体の死亡者数（人）
悪性新生物	200	1,000
心疾患	150	400
脳血管疾患	120	300

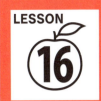

LESSON 16　物質量を表す単位：モル

　モル(mol)は化学を勉強するためには，必ず理解しなければならない概念です．モルは物質量の単位です．1モルのナトリウム，1モルの酸素，1モルの水の質量はそれぞれ23 g，32 g，18 gですよね(詳細は化学のLESSON 9参照)．1モルとは，原子量，分子量，式量にgをつけた質量になり，それぞれの物質によって1モルの質量は異なります．しかし，1モルに含まれる個数はどの物質でも6.0×10^{23}個でみんな同じなのです．つまり，ナトリウム23 gも酸素32 gも水18 gもみんな1モルなので，個数でいうと6.0×10^{23}個というとてつもなく大きな数になります．1つの原子や分子って本当に小さいものなのですね．まずは基本式をマスターしましょう．

$$物質量(mol) = \frac{物質の質量\,g}{1モルの質量\,g\,(原子量，分子量，式量)} = \frac{粒子の個数}{6.0 \times 10^{23}}$$

（式①）

例題　ブドウ糖水溶液(3.0 mg/mL) 5.0 mL中のブドウ糖のモル数と個数を求めてみよう．ただし，ブドウ糖の分子量は180とする．

【解き方】

ブドウ糖水溶液には1.0 mLあたり3.0 mgのブドウ糖が溶けているので，5.0 mL中には15.0 mgのブドウ糖が溶けている．式①にあてはめると…

　　物質量(モル) ＝ $15.0 \times 10^{-3}/180$ ＝ 8.3×10^{-5}モル

個数も上記の式にあてはめると…

　　8.3×10^{-5} ＝ ブドウ糖の個数$/6.0 \times 10^{23}$

ブドウ糖の個数 ＝ $8.3 \times 10^{-5} \times 6.0 \times 10^{23} ≒ 5.0 \times 10^{19}$

　　　　　　　　　　　　　答え　8.3×10^{-5}モル，5.0×10^{19}個

ミニ知識　分子の物質の質量の単位はgなので，15 mgをgになおさなければならない．つまり，15×10^{-3} gになる(LESSON 2参照)．

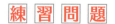

チェック欄

1．麦芽糖水溶液（3.0 mg/mL）5.0 mL 中の麦芽糖のモル数と個数を求めよう．ただし，麦芽糖の分子量は 342 とする．

2．体積 2.0 cm³ の水の水分子のモル数を求めよう．ただし，氷の密度を 0.91 g/cm³，水の分子量は 18 とする．

3．体内でブドウ糖 90 g を完全燃焼させるために消費された酸素と生成した二酸化炭素はそれぞれ何 g か求めよう．ただし，ブドウ糖，酸素，二酸化炭素の分子量はそれぞれ 180，32，44 とする．

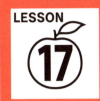

LESSON
17

調理で用いる計算

　栄養士・管理栄養士は，病気を治したり健康を維持したりするための食事に携わるだけでなく，おいしい食事をつくらなければなりません．食事を提供するごとに味が濃かったり，薄かったりしてはならないし，食事制限などを行っている患者さんへ味つけを伝えるには，感覚だけでは伝わりません．調理でよく使う調味%は，1人分の調理でも給食などの大量調理でも使用することができる一方，素材の水分量や調理の過程で多少，変わることもありますが，調味%を使えば，味つけの失敗を防ぐことができ，誰が調理しても同じ味を再現することができます．ここでは，私たちの主食である精白米の加水量についても計算をしてみましょう．

　例題　調理%の問題．ほうれん草 270 g を 1%塩分のおひたしにする場合，しょうゆは何 g 必要だろうか？　ただし，しょうゆの塩分は 15%とする．

【解き方】

$$調味\% = \frac{調味料の重量 g}{材料の重量 g} \times 100$$

$$調味料の重量 g = \frac{調味\% \times 材料の重量 g}{100} = \frac{1 \times 270}{100} = 2.7$$

ただし，しょうゆの塩分は 15%なので，

$$\frac{2.7}{0.15} = 18 g$$

よって 18 g のしょうゆが必要．18 g は約大さじ 1 杯に相当する．

答え　18 g

　練 習 問 題　　　　　　チェック欄　□ □ □

精白米 4 合（1 合を 150 g とする）を炊くときに必要な加水量は何 mL だろうか？
ただし，加水量は米重量の 1.4 倍とする．

[　　　　　　　　　　　　　　　　　　　　　　　　　　　　　]

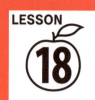

データの基本的な特徴をおさえる：基礎統計量

　栄養士・管理栄養士になるための勉強では，アンケート調査や実験の結果などさまざまなデータを読まなければならないことがよくあります．データの処理はコンピューターソフトを使えば"1クリック"でズラーっとでてくるのですが，その意味をしっかりと理解できているでしょうか．ここでは，代表的な基礎統計量の意味を考えながら実際に計算してみましょう．

例題　栄養学科1年Aクラスの女子学生30人の体重を測定し，表1にまとめた．このデータの平均値，中央値，最頻値，最大値，最小値を求めてみよう．

表1　栄養学科1年Aクラス女子学生30人の体重(kg)

49.7	60.3	50.5	65.2	56.1	45.2	60.2	51.3	70.8	52.6
66.5	55.9	60.0	50.0	67.5	51.0	60.6	52.3	52.6	72.0
57.0	61.5	52.6	62.1	55.5	50.9	66.9	58.7	50.8	47.8

【解き方】

平均値は全員の体重を足して人数（30人）で割れば求まる．

$$平均値 = \frac{49.7 + 60.3 + 50.5 + \cdots\cdots\cdots\cdots 58.7 + 50.8 + 47.8}{30}$$

$$= 57.13 \cdots\cdots$$

$$≒ 57.1$$

中央値は体重を重さ順に並べたとき，真ん中にくる値なので，データの数が偶数のときは，15番めと16番めの平均をとる．

$$中央値 = \frac{55.9 + 56.1}{2} = 56.0$$

最頻値は30人の体重のなかでもっとも多くある値のことなので，体重を重さ順に並べると52.6 kgが3人いる．よって最頻値は52.6 kgとなる．最大値はもっとも大きい数字なので72.0 kg，最小値はもっとも小さい数字なので45.2 kgとなる．

　答え　平均値57.1kg，中央値56.0 kg，最頻値52.6 kg，最大値72.0 kg，最小値45.2 kg

練 習 問 題

例題のデータの度数分布表を作成した（表2）．この度数分布表を使って標準偏差と標準誤差を求めよう．

表2　表1の度数分布表

階級（体重 kg）	階級値（階級の平均値）	度数（人）	階級値 × 度数	（階級値）^{2} × 度数
45 ～ 50	47.5	3	142.5	6768.75
50 ～ 55	52.5	10	525.0	27562.5
55 ～ 60	57.5	5	287.5	16531.25
60 ～ 65	62.5	6	375.0	23437.5
65 ～ 70	67.5	4	270.0	18225.0
70 ～ 75	72.5	2	145.0	10512.5
合　計	—	30	1745.0	103037.5

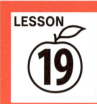

試薬の調製のしかた

LESSON 19

栄養士・管理栄養士になるためには，化学系の実験が必須になってきます．化学系の実験では試薬類を調製しなければなりません．最近は調製済みの試薬（市販品）を購入することもできますが，自分で調製するのも大切な勉強の1つです．ここでは試薬を調製するために必要な計算をしてみましょう．

例題 1M NaOH（水酸化ナトリウム）溶液を 500 mL 調製するには何 g の NaOH が必要だろうか？ ただし，NaOH の分子量は 40 とする．

【解き方】

1 M とは 1 L に 1mol の NaOH が溶解していることを意味する．NaOH 1 mol は 40 g なので，1 M の NaOH 溶液は 1 L に NaOH が 40 g 溶けている．この溶液を 500 mL 調製するので，

$$40\,\text{g} \times \frac{500\,\text{mL}}{1000\,\text{mL}} = 20\,\text{g}$$

答え　20 g

NaOH 溶液を調製するとき，注意しなければならないことがあります．NaOH は無色の粒状で，電子天秤などで重量を量っているあいだにも空気中の水蒸気によって溶解してしまうので，手早く操作しなければなりません．また，ビーカーなどで溶解するときには発熱するので，火傷に気をつけ，冷えてからメスフラスコでメスアップ〔定量用の器具を用いて，試料（溶液）に溶媒を加えて目的の容積に合わせる操作〕するようにしましょう（図1）．

ミニ知識　1 M（モル濃度）NaOH（水酸化ナトリウム）とは，1 L 中に 1 mol の NaOH が溶けている溶液のこと．

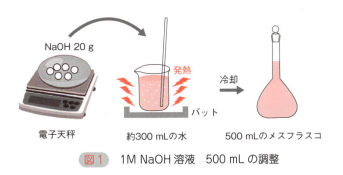

図1　1M NaOH 溶液　500 mL の調整

練　習　問　題

チェック欄

例題で調製した NaOH 溶液を標定した結果，力価（ファクター，F）は $F = 0.9500$ であった．$F = 1.0000$ で 1 L 調製するにはどのようにすればよいだろうか？　ただし，NaOH 溶液は標定に使用したので，900 mL しか残っていない．

キーワード

■　**力価**　補正係数．試薬などの濃度を調製する際，実際には微妙な誤差が生じて，正確に調整することが難しい．その誤差を補正するために使う．

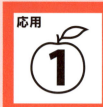

解糖系で生成される ATP の計算

　私たちが食べたご飯やパンや麺類などのでんぷんは，消化されてブドウ糖（グルコース）になり細胞に取り込まれます．解糖系は，この細胞に取り込まれたブドウ糖が好気的条件（酸素がある状態）では 2 分子のピルビン酸に，また，嫌気的条件（酸素がない状態）では 2 分子の乳酸になる代謝経路です（図 1）．つまり，解糖系は酸素があってもなくてもエネルギー（ATP）を生成します（図 2）．ここでは，解糖系で生成される ATP の計算について学習しましょう．

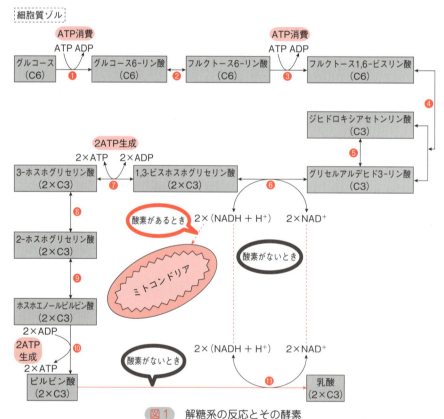

図 1　解糖系の反応とその酵素

小野廣紀ほか，『生化学』〈はじめて学ぶ健康・栄養系教科書シリーズ〉，化学同人（2011），p.84，図 7.1 より．

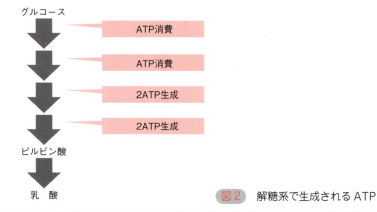

図2　解糖系で生成される ATP

例題　嫌気的条件下，解糖系で 1 mol のグルコースが代謝されると何 mol の ATP が生成されるだろうか？

【解き方】

解糖系では，グルコースは嫌気的条件下 11 段階の反応を経て，乳酸にまで分解される．1 mol のブドウ糖は，まず 1 段階めの反応（グルコース → グルコース 6-リン酸）で 1 mol の ATP を消費し，3 段階めの反応（フルクトース 6-リン酸 → フルクトース 1,6-ビスリン酸）で 1 mol の ATP を消費する．その後，7 段階めの反応（1,3-ビスホスホグリセリン酸 → 3-ホスホグリセリン酸）で 2 mol の ATP を生成し，10 段階めの反応（ホスホエノールピルビン酸 → ピルビン酸）でも 2 mol の ATP を生成する．1 mol のグルコースが嫌気的条件下で生成する ATP を合計すると，はじめに 2 mol の ATP を消費し，その後 4 mol の ATP を生成したので，

$$（- 1）+（- 1）+ 2 + 2 = 2$$

となり，2 mol の ATP を生成する．

答え　2 mol

練 習 問 題

チェック欄
☐ ☐ ☐

好気的条件下，解糖系で 1 mol のグルコースが代謝されると何 mol の ATP が生成されるだろうか？ただし，解糖系で生成した $NADH + H^+$ もすべて ATP に変換する．

[　　　　　　　　　　　　　　　　　　　　　　　　　　　　　]

TCA サイクルで生成される ATP の計算

TCA サイクル（**クエン酸回路**）は糖質，脂質，たんぱく質などエネルギー源に共通の代謝経路です．アセチル CoA とオキサロ酢酸がクエン酸になる反応から始まり，最終的にはオキサロ酢酸に戻ります．

TCA サイクルではイソクエン酸 → 2-オキソグルタル酸の反応，2-オキソグルタル酸 → スクシニル CoA の反応，リンゴ酸 → オキサロ酢酸の反応の 3 カ所で NADH + H$^+$ が生成されます．コハク酸 → フマル酸の反応で FADH$_2$ が生成され，スクシニル CoA → コハク酸の反応で GTP が生成されます．合計すると，1 mol のアセチル CoA から，3 mol の NADH + H$^+$ と 1 mol の FADH$_2$ と 1 mol の GTP が生成されます（図 1）．

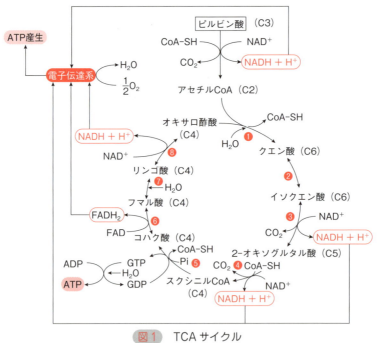

図 1　TCA サイクル

小野廣紀ほか，『生化学』〈はじめて学ぶ健康・栄養系教科書シリーズ〉，化学同人（2011），p.88，図 7.3 より．

例題　1 mol のアセチル CoA が TCA サイクルを経て電子伝達系で完全に酸化されると，何 mol の ATP が生成されるだろうか？

【解き方】

1 mol のアセチル CoA が TCA サイクルを経て電子伝達系で完全に酸化されると，3 mol の NADH + H^+ と 1 mol の $FADH_2$ と 1 mol の GTP が 生 成 し，NADH + H^+ と $FADH_2$ はミトコンドリアの電子伝達系で

$$NADH + H^+ \quad \Rightarrow \quad 3ATP$$

$$FADH_2 \quad\quad \Rightarrow \quad 2ATP$$

に変換される．GTP は細胞質基質で ATP に変わる．つまり，1 mol のアセチル CoA が TCA サイクルで完全に酸化されると，3 × 3ATP + 1 × 2ATP + 1 × ATP = 9 + 2 + 1 = 12 となり，12 mol の ATP が生成される．

答え　12 mol

練 習 問 題

チェック欄　□ □ □

1 mol のグルコースが解糖系と TCA サイクルを経て電子伝達系で完全に酸化されると何 mol の ATP が生成されるだろうか？脳・骨格筋と肝臓・腎臓・心臓に分けて計算しよう．

応用

β酸化で生成される ATP の計算

　私たちは食事からの摂取エネルギーよりも，運動などで使われる消費エネルギーのほうが多くなると，体内の脂肪（**トリアシルグリセロール**）が分解され，グリセロールと脂肪酸が生成されます．この脂肪酸は肝臓や筋肉などに運ばれて**β酸化**を受け，エネルギー源になります．長鎖の飽和脂肪酸は，まず 2 mol の ATP を消費してアシル CoA になったあと，アシルカルニチンとなってミトコンドリアに入り，β酸化を受けます．

　β酸化は 1 回行われるごとに，1 mol のアセチル CoA，1 mol の NADH + H$^+$，および 1 mol の FADH$_2$ が生成されます．アセチル CoA は炭素 2 個分に相当するので，脂肪酸がすべて代謝を受けるには（脂肪酸の炭素数 − 1）回β酸化を繰り返す必要があり，そのとき生成するアセチル CoA の mol 数は（脂肪酸の炭素数 ÷ 2）mol になります．

・・・・・・・・・・・・・・ 覚 え て お こ う ・・・・・・・・・・・・・・

β酸化の計算のきまり（長鎖の飽和脂肪酸）
- ミトコンドリアに入る前に 2 mol の ATP を消費
- β酸化は（脂肪酸の炭素数 ÷ 2 − 1）回繰り返される
- β酸化 1 回あたりアセチル CoA は（脂肪酸の炭素数 ÷ 2）mol 生成する
- β酸化 1 回あたり，1 mol の NADH + H$^+$ と 1 mol の FADH$_2$ が生成する
  ⇒ 3ATP + 2ATP = 5ATP

> **例題**　1 mol のパルミチン酸が完全に酸化分解されると何 mol の ATP が生成されるだろうか？
>
> **【解き方】**
> パルミチン酸は炭素数 16 の飽和脂肪酸なので，β酸化は（脂肪酸の炭素数 ÷ 2 − 1）＝ 16 ÷ 2 − 1 ＝ 7 回繰り返される．
> そのとき生成するアセチル CoA は，（脂肪酸の炭素数 ÷ 2）＝ 16 ÷ 2 ＝ 8 mol．1 mol のアセチル CoA は，TCA サイクルを経て電子伝達系で完全に酸化されると 12 ATP 生成するので，8 × 12 ＝ 96 ATP．β酸化は 7 回繰り返されるので，7 mol の $NADH + H^+$ と 7 mol の $FADH_2$ が生成 ⇒ 3 × 7 ATP ＋ 2 × 7 ATP ＝ 35 ATP．
> ミトコンドリアに入る前に 2 mol の ATP を消費しているので，1 mol のパルミチン酸が完全に酸化分解されると 96 ＋ 35 − 2 ＝ 129．よって 129 mol の ATP が生成される．
>
> 答え　129 mol

練習問題

チェック欄 □□□

1 mol のステアリン酸が完全に酸化分解されると何 mol の ATP が生成されるだろうか？

[　　　　　　　　　　　　　　　　　　　]

応用

たんぱく質の食事摂取基準

私たちの体の約 20%はたんぱく質でできていて，筋肉だけでなく内臓や爪，毛髪などもたんぱく質からつくられています．たんぱく質は食事から摂取しなければなりませんが，どれくらいのたんぱく質を摂取すればよいのでしょうか？　もちろん極端に多く摂りすぎてもいけないし，不足してもダメですよね．

日本では食事摂取基準が定められていて，国民の健康の維持・増進などを目的として各栄養素の摂取量が示されています．ここでは，たんぱく質の食事摂取基準がどのような計算で示されているのか学習しましょう．

> **例題** 日本人の食事摂取基準（2015 年版）において（表1），18 ～ 29 歳の女性のたんぱく質の推定平均必要量と推奨量を求めよう．ただし，たんぱく質維持必要量 0.65 g/kg 体重 / 日，たんぱく質の消化率 90%，たんぱく質の推奨量算定係数 1.25，18 ～ 29 歳の女性の参照体重は 50.0 kg とする．

表1　たんぱく質の食事摂取基準

年　齢	男　性			女　性		
	推定平均必要量 （g/ 日）	推奨量 （g/ 日）	目安量 （g/ 日）	推定平均必要量 （g/ 日）	推奨量 （g/ 日）	目安量 （g/ 日）
0 ～ 5（月）	―	―	練習問題	―	―	練習問題
6 ～ 8（月）	―	―		―	―	
9 ～ 11（月）	―	―		―	―	
1 ～ 2（歳）	15	20	―	15	20	―
3 ～ 5（歳）	20	25	―	20	25	―
6 ～ 7（歳）	25	35	―	25	30	―
8 ～ 9（歳）	35	40	―	30	40	―
10 ～ 11（歳）	40	50	―	40	50	―
12 ～ 14（歳）	50	60	―	45	55	―
15 ～ 17（歳）	50	65	―	45	55	―
18 ～ 29（歳）	50	60	―	例　題		
30 ～ 49（歳）	50	60	―	40	50	―
50 ～ 69（歳）	50	60	―	40	50	―
70 以上（歳）	50	60	―	40	50	―

厚生労働省，日本人の食事摂取基準（2015 年版）より．

【解き方】

体重 1 kg あたりの推定平均必要量算定の参照値（g/kg 体重 / 日）は

たんぱく質維持必要量 ÷ たんぱく質の消化率 ＝ 0.65 ÷ 0.90 ＝ 0.722… ≒ 0.72

18 〜 29 歳の女性の推定平均必要量（g/ 日）は，

推定平均必要量算定の参照値 × 参照体重 ＝ 0.72 × 50.0 ＝ 36.0… ≒ 40 g/ 日

推奨量（g/ 日）は，

推定平均必要量（g/ 日）× 推奨量算定係数 ＝ 40 × 1.25 ＝ 50 g/ 日

となる．

答え　推定平均必要量 40 g/ 日，推奨量 50 g/ 日

練 習 問 題

チェック欄 □ □ □

乳児期（0 〜 5 カ月，6 〜 8 カ月，9 〜 11 カ月の 3 区分）のたんぱく質の目安量を 表 1 に基づいて計算してみよう．ただし，

0 〜 5 カ月の乳児期の目安量（g/ 日）＝ 母乳中のたんぱく質濃度 × 平均哺乳量

6 〜 8 カ月および 9 〜 11 カ月の乳児期の目安量（g/ 日）＝ 母乳中のたんぱく質濃度 × 平均哺乳量 ＋ 母乳以外の離乳食のたんぱく質

とする．また，乳児 0 〜 5 カ月間，6 〜 8 カ月間，9 〜 11 カ月の母乳中のたんぱく質濃度の平均値をそれぞれ 12.6 g/L, 10.6 g/L, 9.2 g/L, 平均哺乳量をそれぞれ 0.78 L/ 日，0.6 L/ 日，0.45 L/ 日とする．さらに，乳児 6 〜 8 カ月間，9 〜 11 カ月間の母乳以外の離乳食のたんぱく質をそれぞれ 6.1 g/ 日，17.9 g/ 日，人工乳栄養児の場合の乳児期調整粉乳のたんぱく質利用効率を母乳の 70% とする．

151

ビタミン C の定量

ビタミン C（アスコルビン酸, ascorbic acid）は，「抗壊血病効果をもつ酸（"a–" はギリシャ語で「否定」，"scorbutus" は中世ラテン語で「壊血病」，"acid" は酸の意味）」という意味から，**アスコルビン酸**ともよばれ，強い還元性をもつ抗酸化ビタミンです．ヒト，サル，モルモットは，グルコースからアスコルビン酸を合成できないので，食品から摂取しなければなりません．

ここでは，食品中の還元型ビタミン C を定量するインドフェノール滴定法と総ビタミン C 量を定量する HPLC 法について計算をしてみましょう．

例題 日本食品標準成分表（七訂）と同様の抽出方法（せん茶 10 g/90 ℃ 430 mL, 1分）で調製した茶抽出液中の還元性ビタミン C 量を，簡易インドフェノール（2,6- ジクロルフェノールインドフェノール）法で定量した．茶抽出液 100 mL 中の還元型ビタミン C 量を求めてみよう．ただし，定量に用いた茶抽出液は 5 mL，インドフェノール溶液 1 mL は 0.017 mg の還元型ビタミン C に相当し，インドフェノールの滴定値の平均は 12.05 mL であった．

【解き方】

茶抽出液 100 mL 中の還元型ビタミン C 量

$$滴定値の平均 \times 0.017 \times \frac{100}{5} = 12.05 \times 0.017 \times 20$$
$$= 4.097$$

答え　4.1 mg

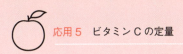

練 習 問 題

例題の茶抽出液を日本食品標準成分表（七訂）と同様の HPLC 法（順相型カラムと酢酸 –n–ヘキサン–酢酸エチル混液による可視部吸光検出）で総ビタミン C 量を測定した．茶抽出液 10 g を 5％メタリン酸溶液で 50 mL に定容後，ろ過して 1.2 倍に希釈して試料液を調製した．

次に，分析操作により得た試験溶液を HPLC で測定した．ただし，検量線から求めた試験溶液中のビタミン C 濃度は 10 μg/mL であった．茶抽出液のビタミン C 含量は何 g だろうか？

キーワード

■ **簡易インドフェノール法**　学生実験などかぎられた器具で簡易に行うために，従来の方法とは逆にインドフェノール溶液で滴定する方法．50 mL 容（100 mL 容でも可）の三角フラスコに茶抽出液 5 mL をホールピペットで採取し，2％メタリン酸 10 mL をホールピペットで加えて混合する．インドフェノール溶液をビュレットから滴下し，無色から微赤色になった点を終点とする．

■ **HPLC 法**　high performance liquid chromatography，高速液体クロマトグラフ法．

応用 ⑥ ソモギー変法による還元糖の定量

　食品に含まれている糖には，還元性のある**還元糖**（麦芽糖，ブドウ糖など）と還元性のない**非還元糖**（でんぷん，ショ糖など）があります．でんぷんはグルコースからなる高分子物質で，還元力をもちません．デンプンがアミラーゼのはたらきにより低分子物質になるにつれて還元力を増し，甘く感じるようになります．還元糖は，糖の還元性を利用したベルトラン法やソモギー変法などにより，直接その量を測定できます．ここでは，**ソモギー変法**の計算を行ってみましょう．

例題　ソモギー変法によりグルコースとマルトース（麦芽糖）を標準物質として図1のような検量線を作成した．マルトースとグルコースの検量線の傾きはグルコースのほうが大きかった．グルコース / マルトース比はいくらになるだろうか？　ただし，グルコースの分子量は 180，マルトースの分子量は 342 とする．

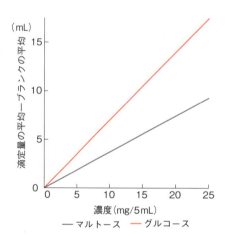

図1　ソモギー変法を用いて作成したマルトースとグルコースの検量線

【解き方】

この検量線の比は各濃度におけるモル数の比と同じになる．たとえば，15 mg/5 mL のグルコースのモル数は約 8.3×10^{-5} モル（LESSON 16 の例題参照）である．一方，15 mg/5 mL のマルトースのモル数は約 4.4×10^{-5} モル（LESSON 16 の練習問題参照）で

ある．つまり，

グルコース / マルトース ＝ 8.3×10^{-5} モル $/4.4 \times 10^{-5}$ モル ＝ $1.88 \cdots \fallingdotseq 1.9$

答え　1.9

練 習 問 題

チェック欄

ソモギー変法により，各 20.0 g ずつ "さつまいも（生）"，"電子レンジ調理（500 W，1 分 30 秒）したさつまいも"，"オーブンで調理したさつまいも（160 ℃，20 分）" の還元糖量を測定すると以下のような結果になった（表 1）．各さつまいもの 100 g 中の還元糖量を計算してみよう．ただし，各試料は乳鉢でよく磨砕したあと，純水で 200 mL に定容し，ろ液採取量はさつまいも（生）は 2 mL，電子レンジおよびオーブン調理したさつまいもは 1 mL とする．

表 1 さつまいもの糖量の変化

	検量線値（mg）	100 g 中の糖量（g）	糖化比（倍）
生	9.0	4.5	—
レンジ	9.0	練習問題①	練習問題②
オーブン	18.0	練習問題③	練習問題④

①	
②	
③	
④	

キーワード

■ **ベルトラン法**　還元糖の定量法の一つ．糖が銅を還元する反応を利用して，フェーリング液（還元糖の検出・定量用試薬）の Cu^{2+} のうち還元糖によって，還元された銅を定量する．

練習問題の解答

🍅 生 物

p.7　**1.** (上から順に)炭水化物(糖質), たんぱく質, 脂質, ミネラル, ビタミン

p.8　**2.** 可食, 栄養素

p.9　チ **1.** (2)　**2.** (3)

p.12　**1.** ① 肺　② 肺胞　③ 酸素　④ 二酸化炭素　⑤ 呼吸
　　　2. ① 右心房　② 右心室　③ 左心房　④ 左心室
　　　　⑤ 右心室　⑥ 肺動脈　⑦ 酸素　⑧ 肺静脈　⑨ 左心房
　　　　⑩ 左心室　⑪ 右心房　⑫ 二酸化炭素

p.13　**3.** ① 60　② 消化　③ 排出　④ 2,500

p.15　**4.** ① 食道　② 胃　③ 小腸　④ 大腸
　　　5. ① 糖質(でんぷん)　② 酸性　③ たんぱく質
　　　　④ 三大　⑤ 水分

p.16　**6.** ① 十二指腸　② 空腸　③ 回腸　④ 栄養素
　　　　⑤ 十二指腸　⑥ 空腸　⑦ 消化酵素
　　　　⑧ 表面積　⑨ 吸収

p.17　**7.** ① b　② e　③ a, b, c, d
　　　8. ① 最大　② 解毒　③ 胆汁　④ 十二指腸
　　　9. ① でんぷん　② たんぱく質　③ 脂肪　④ 消化

p.19　**10.** ① 低い　② 尿　③ 排出　④ 尿管　⑤ 膀胱
　　　　⑥ 尿道
　　　チ **1.** (2)　**2.** (3)　**3.** (1)　**4.** (4)

p.22　**1.** (3)

p.23　チ **1.** (2)　**2.** (3)

p.25　**2.** ① 栄養過多　② 運動不足　③ 低カルシウム食
　　　　④ 高プリン体食　⑤ アルコール　⑥ 食塩
　　　　⑦ 動物性脂肪　⑧ たばこ

p.26　チ **3.** (3)　**4.** (5)　**5.** (4)　**6.** (1), (5)

🍋 化 学

p.31　**1.** ① 原子　② 元素　③ 単体　④ 化合物　⑤ 元素記号

チ **1.**

H	水素	C	炭素	N	窒素
O	酸素	Na	ナトリウム	Mg	マグネシウム
K	カリウム	Ca	カルシウム	Fe	鉄
P	リン	S	硫黄	Cl	塩素

2.

ナトリウム	Na	酸素	O	リン	P
硫黄	S	カリウム	K	鉄	Fe
水素	H	マグネシウム	Mg	炭素	C
塩素	Cl	窒素	N	カルシウム	Ca

p.32　**3.** ① 単体　② 化合物　③ a. 金, 銅, 硫黄, 銀, 窒素
　　　　b. 砂糖, 酸化銅, アンモニウム, 酸化鉄, 塩化水素, 二酸化炭素, メタン

4.

H_2O	水	NaOH	水酸化ナトリウム	CO_2	二酸化炭素
H_2	水素	HCl	塩化水素	O_2	酸素

5.

酸素	O_2	塩化ナトリウム	NaCl	水	H_2O
二酸化炭素	CO_2	塩化水素	HCl	窒素	N_2

p.35　**1.** ① 原子　② 原子核　③ 陽子　④ 中性子　⑤ 電子
　　　2. ① 原子番号　② 質量数　③ 同位体　④ 陽子, 電子, 中性子　⑤ 放射性同位体

p.36　チ **1.**

	陽子の数	電子の数	中性子の数
①	1	1	1
②	1	1	2
③	2	2	2
④	2	2	3
⑤	6	6	6
⑥	6	6	8

2.

原子番号	元素番号	元素名	質量数	陽子数	中性子数	電子数
1	H	水素	3	1	2	1
6	C	炭素	12	6	6	6
8	O	酸素	17	8	9	8
11	Na	ナトリウム	21	11	10	11
13	Al	アルミニウム	27	13	14	13
17	Cl	塩素	34	17	17	17
20	Ca	カルシウム	40	20	20	20

p.38　**1.**

1族	2族	13族	14族	15族	16族	17族	18族	最外殻
₁H (1+)							₂He (2+)	K殻
₃Li (3+)	₄Be (4+)	₅B (5+)	₆C (6+)	₇N (7+)	₈O (8+)	₉F (9+)	₁₀Ne (10+)	L殻
₁₁Na (11+)	₁₂Mg (12+)	₁₃Al (13+)	₁₄Si (14+)	₁₅P (15+)	₁₆S (16+)	₁₇Cl (17+)	₁₈Ar (18+)	M殻
価電子数								
1	2	3	4	5	6	7	0	

p.39　**2.** ① 最外殻電子　② 価電子　③ 閉殻　④ 価電子

3.

原子	原子番号	電子数	K殻	L殻	M殻	価電子
₁H	1	1	1			1
₂He	2	2	2			0
₃Li	3	3	2	1		1
₄Be	4	4	2	2		2
₅B	5	5	2	3		3
₆C	6	6	2	4		4
₇N	7	7	2	5		5
₈O	8	8	2	6		6
₉F	9	9	2	7		7
₁₀Ne	10	10	2	8		0
₁₁Na	11	11	2	8	1	1
₁₂Mg	12	12	2	8	2	2
₁₃Al	13	13	2	8	3	3
₁₄Si	14	14	2	8	4	4
₁₅P	15	15	2	8	5	5
₁₆S	16	16	2	8	6	6
₁₇Cl	17	17	2	8	7	7
₁₈Ar	18	18	2	8	8	0

p.44　① イオン　② 陽イオン　③ 少ない　④ 陰イオン
　　　⑤ 多い　⑥ 単原子イオン　⑦ 多原子イオン　⑧ 希ガス

156

p.45 チ1. ①H^+ ②Na^+ ③K^+ ④Ag^+ ⑤Mg^{2+} ⑥Ca^{2+} ⑦Fe^{2+} ⑧F^- ⑨Cl^- ⑩I^- ⑪O^{2-} ⑫S^{2-}

2. ①H^+ ②Na^+ ③Ca^{2+} ④K^+ ⑤Fe^{2+} ⑥Cl^- ⑦O^{2-} ⑧S^{2-}

3. ① 電解質　② イオン　③ 陽イオン　④ 陰イオン　⑤ 電子　⑥ 陽子　⑦ 多い　⑧ 希ガス

4.

	陽子数	電子数		陽子数	電子数		陽子数	電子数
①	11	10	②	19	18	③	17	18
④	9	10	⑤	12	10	⑥	20	18
⑦	8	10	⑧	16	18	⑨	13	10

p.46 5.

	イオン式	希ガス		イオン式	希ガス		イオン式	希ガス
①	Na^+	Ne	②	K^+	Ar	③	F^-	Ne
④	Cl^-	Ar	⑤	Mg^{2+}	Ne	⑥	Ca^{2+}	Ar
⑦	O^{2-}	Ne	⑧	S^{2-}	Ar			

6.

	元素名	原子番号	最外殻電子数	イオン名	最外殻電子数	電子配置が同じ希ガスの元素記号
H	水素	1	1	H^+ 水素イオン	0	
Li	リチウム	3	1	Li^+ リチウムイオン	2	He
Be	ベリリウム	4	2	Be^{2+} ベリリウムイオン	2	He
O	酸素	8	6	O^{2-} 酸化物イオン	8	Ne
F	フッ素	9	7	F^- フッ化物イオン	8	Ne
Na	ナトリウム	11	1	Na^+ ナトリウムイオン	8	Ne
Mg	マグネシウム	12	2	Mg^{2+} マグネシウムイオン	8	Ne
Al	アルミニウム	13	3	Al^{3+} アルミニウムイオン	8	Ne
S	硫黄	16	6	S^{2-} 硫化物イオン	8	Ar
Cl	塩素	17	7	Cl^- 塩化物イオン	8	Ar
K	カリウム	19	1	K^+ カリウムイオン	8	Ar
Ca	カルシウム	20	2	Ca^{2+} カルシウムイオン	8	Ar

p.47 7. ①$Cl + e^- \longrightarrow Cl^-$ ②$Mg \longrightarrow Mg^{2+} + 2e^-$ ③$Ca \longrightarrow Ca^{2+} + 2e^-$ ④$F + e^- \longrightarrow F^-$ ⑤$K \longrightarrow K^+ + e^-$ ⑥$Al \longrightarrow Al^{3+} + 3e^-$

8. ①H^+ ②Cl^- ③Mg^{2+} ④O^{2-} ⑤S^{2-} ⑥SO_4^{2-} ⑦Fe^{2+} ⑧NH_4^+

9. ①水酸化物イオン ②カルシウムイオン ③アンモニウムイオン ④炭酸イオン ⑤亜鉛イオン ⑥硫化物イオン ⑦ナトリウムイオン ⑧硝酸イオン ⑨硫酸イオン

10. P, S, Cl, K, Ca

p.50 ① 周期律　② 元素の周期表　③ 周期　④ 族 ⑤ 電子殻　⑥ 電子数　⑦ 最外殻電子　⑧ 価電子 ⑨ 典型元素　⑩ 閉殻　⑪ 希ガス　⑫ 0　⑬ 遷移元素 ⑭ 金属元素　⑮ イオン化エネルギー　⑯ 電子 ⑰ 陽イオン　⑱ 非金属元素　⑲ 電子親和力 ⑳ 陰イオン

p.51 チ1.

	K殻	L殻	M殻	最外殻電子数
₁H	1			1
₂He	2			2
₆C	2	4		4
₈O	2	6		6
₁₂Mg	2	8	2	2
₁₈Ar	2	8	8	8

2. ①a ②d ③b ④c ⑤e

3. ① K, Na ② F, Br ③ Be, Ca ④ S, Se ⑤ He, Ar, Kr

p.52 4. ①a, エ ②d, オ ③b, イ ④c, ア ⑤e, ウ

5. ① H, Li, Na ② O, S ③ Be, Mg ④ F, Cl ⑤ He, Ne, Ar

6. ① He ② Na ③ He, Ne, Ar ④ Be, Mg ⑤ F, Cl ⑥ Cl

p.54 1. ① 陽　② 陰　③ イオン結合　④ Na^+ ⑤ Cl^- ⑥ イオン結晶

p.55 チ1. ① NaCl, 塩化ナトリウム　② NaOH, 水酸化ナトリウム　③ $CaCl_2$, 塩化カルシウム　④ $Ca(OH)_2$, 水酸化カルシウム　⑤ $AlCl_3$, 塩化アルミニウム　⑥ $Al(OH)_3$, 水酸化アルミニウム　⑦ Al_2O_3, 酸化アルミニウム ⑧ $Al_2(SO_4)_3$, 硫酸アルミニウム

2. ① NaCl ② KCl ③ $CaCl_2$ ④ $AlCl_3$ ⑤ NaOH ⑥ $Ca(OH)_2$ ⑦ $Al(OH)_3$ ⑧ Na_2O ⑨ Al_2O_3 ⑩ Na_2SO_4

3. ① c ② a ③ b

p.56 4. ③, ⑤, ⑥

5.

陰イオン ＼ 陽イオン	Na^+	NH_4^+	Ca^{2+}	Al^{3+}
Cl^-	NaCl 塩化ナトリウム	NH_4Cl 塩化アンモニウム	$CaCl_2$ 塩化カルシウム	$AlCl_3$ 塩化アルミニウム
OH^-	NaOH 水酸化ナトリウム	NH_4OH 水酸化アンモニウム	$Ca(OH)_2$ 水酸化カルシウム	$Al(OH)_3$ 水酸化アルミニウム
O^{2-}	Na_2O 酸化ナトリウム	$(NH_4)_2O$ 酸化アンモニウム	CaO 酸化カルシウム	Al_2O_3 酸化アルミニウム
SO_4^{2-}	Na_2SO_4 硫酸ナトリウム	$(NH_4)_2SO_4$ 硫酸アンモニウム	$CaSO_4$ 硫酸カルシウム	$Al_2(SO_4)_3$ 硫酸アルミニウム
CO_3^{2-}	Na_2CO_3 炭酸ナトリウム	$(NH_4)_2CO_3$ 炭酸アンモニウム	$CaCO_3$ 炭酸カルシウム	$Al_2(CO_3)_3$ 炭酸アルミニウム

6. ① Mg^{2+} ② NO_3^- ③ $Mg(NO_3)_2$, 硝酸マグネシウム

p.58 2. ① 自由電子　② 金属結合　③ 金属結晶

p.59 チ7. ① 金属元素　② 電子　③ 陽イオン　④ 自由電子 ⑤ 金属結合　8. ①, ④, ⑤

9.

名称	イオン結晶	金属結晶
構成元素	金属元素と非金属元素	金属元素
構成粒子	陽イオンと陰イオン	陽イオンと自由電子
化学式	組成式	組成式
結合の種類	イオン結合	金属結合
機械的性質	固くてもろい	力を加えると，延びたり広がったりする
電気の伝導性	融解したり水に溶けたりすると示す	固体で示す

10. ① b, e ② c, f

p.64 3. ① 価電子　② 共有結合　③ 不対電子　④ 分子 ⑤ 非共有電子対　⑥ 配位結合　⑦ イオン

チ11. ① 分子　② 原子　③ 水素　④ 共有　⑤ 酸素 ⑥ 窒素

p.65 12. ① H_2 ② O_2 ③ CO_2 ④ HCl ⑤ CH_4 ⑥ NH_3 ⑦ H_2O
13. ① H_2O ② CO_2 ③ O_2 ④ CH_4 ⑤ NH_3 ⑥ H_2
14. ①, ②, ④, ⑥, ⑦
15. 水 H:O:H オキソニウムイオン [H:O:H]⁺（下にH）

p.66 16. ① a. H:H b. O::C::O c. H:C:H（上下にH）
② a. 1 b. 4 c. 4 ③ a. 0 b. 4 c. 0
17. ① a. H−O−H b. N≡N c. H−N−H（下にH）
② a. 2 b. 3 c. 3 ③ b

p.69 ① 電気陰性度 ② 極性 ③ 分極 ④ 極性分子
⑤ 無極性分子 ⑥ ファンデルワールス力
⑦ 大きく ⑧ 水素結合 ⑨ 電気陰性度 ⑩ 酸素原子
⑪ 窒素原子 ⑫ 水分子 ⑬ −（負に） ⑭ ＋（正に）
⑮ クーロン力

p.70 1. ① a. C b. N c. O d. Cl e. F ② a. H−O−H（δ+ δ- δ+）
b. O=C=O c. H−Cl d. H−N−H e. H−F（δ+ δ-）（下にH δ+）
③ a, c, d, e
2. ① H_2O ② H−O−H ③ 水素結合 ④（図）
3. ① 価電子 ② 電子対 ③ 共有結合 ④ 極性
⑤ 電気陰性度 ⑥ 酸素原子 ⑦ 水素結合 ⑧ 高

p.72 ① 12 ② 相対質量 ③ 質量数 ④ 同位体
⑤ 原子量 ⑥ 分子量 ⑦ 原子量 ⑧ 式量

p.73 1. ① 2 ② 32 ③ 18 ④ 17 ⑤ 44
2. ① 58.5 ② 56 ③ 74 ④ 111 ⑤ 102
3. ① 12 ② 12 ③ 18 ④ 58.5
4. ① a. 2 b. 32 c. 28 d. 18 e. 17 f. 44
g. 58.5 h. 40 i. 56 j. 74.5 k. 111 l. 56 m. 74
n. 133.5 o. 102 ② a. 23 b. 35.5 c. 17 d. 18
e. 60

p.76 ① アボガドロ数 ② モル(mol) ③ 6.02×10^{23}
④ 1 mol ⑤ 12 ⑥ 原子量 ⑦ 分子量 ⑧ 式量
⑨ モル質量 ⑩ 同体積 ⑪ 22.4L

1.

	原子量・分子量	物質量 mol		分子量	物質量 mol
H	1	2	H_2	2	1
O	16	2	O_2	32	1
H_2O	18	1	H_2O	18	2
CO_2	44	1	CO_2	44	0.1
NH_3	17	2	NH_3	17	1

p.77 2. ①

	原子量・分子量・式量	質量 g		分子量・式量	質量 g
H	1	1	H_2	2	2
O	16	16	O_2	32	32
H_2O	18	18	H_2O	18	54
CO_2	44	44	CO_2	44	8.8
NH_3	17	17	NH_3	17	85
NaCl	58.5	29.25	H_2SO_4	98	245
$CaCO_3$	100	150	$C_6H_{12}O_6$	180	36

②

	粒子数		粒子数
H 1 mol	6.02×10^{23}	H_2 1 mol	6.02×10^{23}
O 2 mol	1.20×10^{24}	O_2 2 mol	1.20×10^{24}
H_2O 0.5 mol	3.01×10^{23}	H_2O 3 mol	1.80×10^{24}
CO_2 0.2 mol	1.20×10^{23}	CO_2 2 mol	1.20×10^{24}
NH_3 0.25 mol	1.505×10^{23}	NH_3 5 mol	3.01×10^{24}

③

	体 積		体 積
H 1 mol	22.4 L	H_2 1 mol	22.4 L
O 2 mol	44.8 L	O_2 2 mol	44.8 L
H_2O 0.5 mol	11.2 L	H_2O 3 mol	67.2 L
CO_2 0.2 mol	4.48 L	CO_2 2 mol	44.8 L
NH_3 0.25 mol	5.6 L	NH_3 5 mol	112 L

p.78 3. ① 29.25 g ② 3.01×10^{23} 個 ③ それぞれ 0.5 mol
④ それぞれ 3.01×10^{23} 個 ⑤ Na^+ 11.5 g, Cl^- 17.75 g
4. ① 5.4 g ② 1.806×10^{23} 個
③ 水素原子 0.6 mol, 酸素原子 0.3 mol
④ 水素原子 3.61×10^{23} 個, 酸素原子 1.81×10^{23} 個
⑤ 水素原子 0.6 g, 酸素原子 4.8 g
5. ① 2 mol ② 1.505×10^{23} 個 ③ 56 L

p.81
1. ① 溶媒 ② 溶質 ③ 溶解 ④ 溶液 ⑤ 電離
⑥ 電解質 ⑦ 非電解質 ⑧ 水和 ⑨ 質量パーセント
⑩ 質量/体積パーセント ⑪ モル 2. ②, ③, ⑥

p.82 1. ① 10% ② 20% ③ 5 g ④ 16 g ⑤ 4.5 g
⑥ 食塩 5 g, 水 95 g ⑦ 9% ⑧ 8% ⑨ 4% ⑩ 10%
⑪ 25 g ⑫ 12%を300 g, 7%を200 g
⑬ 5%を300 g, 10%を200 g
⑭ 3%を100 g, 6%を200 g
⑮ 2%を100 g, 8%を50 g
⑯ 4%を90 g, 15%を75 g
⑰ 10%を140 g, 水を60g
⑱ 4%を160 g, 9%を40 g
⑲ 12%を140 g, 水を100 g
⑳ 濃度9%, 重さ300 g
2. ① 0.1 mol/L ② 10 mol/L ③ 0.2 mol/L ④ 1.12 g
⑤ 4 mol/L ⑥ 0.12 mol, 7.02 g
⑦ 塩化マグネシウム 14.295 gを溶かして, 500 mLにする

p.87 ① 反応式 ② 反応物 ③ 生成物 ④ 原子
⑤ 種類 ⑥ 数 ⑦ 反応物 ⑧ 生成物 ⑨ 原子

p.88 1. ① $2H_2 + O_2 \longrightarrow 2H_2O$ ② $C + O_2 \longrightarrow CO_2$
③ $CH_4 + 2O_2 \longrightarrow CO_2 + 2H_2O$
④ $C_3H_8 + 5O_2 \longrightarrow 3CO_2 + 4H_2O$
2. 必要な酸素は1 mol, 生成する水は2 mol
3. 1 mol 4. 22.4 L 5. 二酸化炭素は1 mol, 水は2 mol
6. 11.2 L 7. 二酸化炭素は1.5 molで66 g, 水は2 molで36 g

p.91 1. ① 水素 ② 水酸化物 ③ 塩基 ④ 与える
⑤ 受けとる 2. H^+, OH^-
p.92 1. ① $H^+ + Cl^-$, 1 ② $H^+ + NO_3^-$, 1

③ $CH_3COO^- + H^+$, 1　④ $2H^+ + SO_4^{2-}$, 2
⑤ $2H^+ + CO_3^{2-}$, 2　⑥ $3H^+ + PO_4^{3-}$, 3
⑦ $Na^+ + OH^-$, 1　⑧ $K^+ + OH^-$, 1
⑨ $NH_4^+ + OH^-$, 1　⑩ $Ca^{2+} + 2OH^-$, 2
⑪ $Mg^{2+} + 2OH^-$, 2　⑫ $Al^{3+} + 3OH^-$, 3
2. ① a. HCl　b. HNO_3　c. CH_3COOH
　d. H_2SO_4　e. H_2CO_3　f. H_3PO_4　g. $NaOH$　h. KOH
　i. NH_3　j. $Ca(OH)_2$　k. $Mg(OH)_2$　l. $Al(OH)_3$
② a. $HCl \longrightarrow H^+ + Cl^-$
　b. $HNO_3 \longrightarrow H^+ + NO_3^-$
　c. $CH_3COOH \longrightarrow H^+ + CH_3COO^-$
　d. $H_2SO_4 \longrightarrow 2H^+ + SO_4^{2-}$
　e. $H_2CO_3 \longrightarrow 2H^+ + CO_3^{2-}$
　f. $H_3PO_4 \longrightarrow 3H^+ + PO_4^{3-}$
　g. $NaOH \longrightarrow Na^+ + OH^-$
　h. $KOH \longrightarrow K^+ + OH^-$
　i. $NH_3 + H_2O \longrightarrow NH_4^+ + OH^-$
　j. $Ca(OH)_2 \longrightarrow Ca^{2+} + 2OH^-$
　k. $Mg(OH)_2 \longrightarrow Mg^{2+} + 2OH^-$
　l. $Al(OH)_3 \longrightarrow Al^{3+} + 3OH^-$
③ 酸：a, b, c, d, e, f　塩基：g, h, i, j, k, l
④ a, b, d　⑤ c, e, f　⑥ g, h, j　⑦ i, k, l
⑧ a, b　⑨ c　⑩ g, h, i　3. ① 塩基　② 酸　③ 塩基

p.95 ① H^+　② OH^-　③ 10^{-7}　④ $[H^+]$　⑤ $[OH^-]$
⑥ $[OH^-]$　⑦ $[H^+]$　⑧ 中性　⑨ pH　⑩ 中性　⑪ 1

p.96 ㋲ 1. ① H^+　② OH^-　③ 水素イオン濃度　④ 水酸化物
イオン濃度　⑤ 1.0×10^{-7}　⑥ 減少　⑦ 増加
⑧ 1.0×10^{-14}　2. ① 1.0×10^{-12} mol/L　② 2　③ 3
④ 酸性　⑤ 5　⑥ 8　⑦ 1.0×10^{-11} mol/L
3. ① ＞　② 酸性　③ ＝　④ ＜　⑤ 塩基性
4. $[H^+] = 1.0 \times 10^{-3}$ mol/L, pH 3
5. $[H^+] = 1.0 \times 10^{-1}$ mol/L, pH 1
6. $[H^+] = 1.0 \times 10^{-13}$ mol/L, pH 13

p.99 1. 中和　2. 水　3. 塩
㋲ 1. ① 中和　② H^+　③ OH^-　④ 水(H_2O)　⑤ H^+
⑥ OH^-　⑦ Cl^-　⑧ Na^+　⑨ 塩化ナトリウム　⑩ 塩

p.100 2. ① $CH_3COOH + NaOH \longrightarrow CH_3COONa + H_2O$
② $HCl + KOH \longrightarrow KCl + H_2O$
③ $2HCl + Ba(OH)_2 \longrightarrow BaCl_2 + 2H_2O$
④ $2HNO_3 + Ca(OH)_2 \longrightarrow Ca(NO_3)_2 + 2H_2O$
⑤ $H_2SO_4 + 2KOH \longrightarrow K_2SO_4 + 2H_2O$
⑥ $2H_3PO_4 + 3Ba(OH)_2 \longrightarrow Ba_3(PO_4)_2 + 6H_2O$

p.103 1. ① 酸化　② 還元　③ 酸素　④ 還元　⑤ 酸化
⑥ 酸化　⑦ 還元　⑧ 水素　⑨ 酸化　⑩ 還元
⑪ 酸化　⑫ 還元　⑬ 電子　⑭ 酸化　⑮ 還元
2.

	酸素	水素	電子	酸化数
酸化	受けとる	失う	失う	増加
還元	失う	受けとる	受けとる	減少

p.104 ㋲ 1. ① 0　② 0　③ −1　④ +6　⑤ +3
2. ① 酸素, 酸化, 0, +4, 0, −2, 還元
② 酸素, 還元, +2, 0, 酸素, 酸化, 0, +1
③ 水素, 酸化, −2, 0, H_2, 還元, 0, −2
④ H_2, 酸化, −2, 0, H, 還元, 0, −1
3. 酸化された物質　Zn, 還元された物質　H
4. ① 酸化剤　Cl_2, 還元剤　Na
② 酸化剤　H_2O_2, 還元剤　HCl

p.108 ① ヘミアセタール　② グリコシド　③ ヒドロキシ基

④ カルボキシ基　⑤ エステル結合　⑥ 脂肪
⑦ アミノ基　⑧ カルボキシ基　⑨ ペプチド結合
⑩ アルデヒド基　⑪ アミノ基　⑫ アミノカルボニル反応

🍎 数 学

p.111 ① モノアシルグリセロール　② ジアシルグリセロール
③ トリアシルグリセロール
p.113 ① 2574　② 5.000×10^3　③ 0.01235
p.115 ① 2　② −3　③ 16　④ 5　⑤ −250
⑥ −1000　⑦ 390　⑧ −2　⑨ −20　⑩ 25
p.117 49.1 g
p.120 100
p.122 22
p.125 ① 1.9　② 52.5
㋲ 10.9

p.127 $2\dfrac{3}{8}$

p.129 1. 118 g　2. 15 g　3. 18 g
4. 内液　24 kg, 外液　12 kg
p.131 1. 22.0　2. 16.3　3. 49.5 kg　4. 133
p.133 pH11
p.134 塩 4.2 g, しょうゆ 12.0 g
p.135 約 10 mL, 小さじ 2 杯
p.136 死亡率は悪性新生物　0.8, 心疾患　1.5, 脳血管疾患 1.6
p.138 1. 4.4×10^{-5} mol, 2.6×10^{19} 個　2. 0.10 mol
3. 消費された酸素 96 g, 生成した二酸化炭素 132 g
p.139 840 mL
p.141 標準偏差は 7.157, 標準誤差は 1.307
p.143 5.8 g の NaOH を加えて, 全量を 1 L にメスアップすれば
よい
p.145 脳・骨格筋　6 mol, 肝・腎・心　8 mol
p.147 脳・骨格筋　36 mol, 肝・腎・心　38 mol
p.149 146 mol
p.151 母乳栄養児の場合：0〜5カ月　10 g/日, 6〜8カ月
15 g/日, 9〜11カ月　25 g/日　人工栄養児の場合：0
〜5カ月　14.0 g/日, 6〜8カ月　15.2 g/日, 9〜11
カ月　23.8 g/日
p.153 6 mg/100 g
p.155 ① 9.0 g　② 2.0　③ 18.0 g　④ 4.0

★ 解説は, 化学同人ホームページ　https//www.kagakudojin.
co.jp に掲載しています.

著者紹介

小野　廣紀（おの　こうき）
岐阜市立女子短期大学 食物栄養学科 教授
担当箇所　生物

日比野　久美子（ひびの　くみこ）
名古屋文理大学短期大学部 食物栄養学科 教授
担当箇所　化学

吉澤　みな子（よしざわ　みなこ）
大手前大学 健康栄養学部 管理栄養学科 教授
担当箇所　数学

執筆順

栄養士・管理栄養士をめざす人の　**基礎トレーニングドリル**

第1版　第1刷　2018年3月10日
　　　　第11刷　2024年9月10日

著　　者　小野　廣紀
　　　　　日比野久美子
　　　　　吉澤　みな子
発　行　者　曽根　良介
発　行　所　㈱化学同人
〒600-8074　京都市下京区仏光寺通柳馬場西入ル
編集部　TEL 075-352-3711　FAX 075-352-0371
営業部　TEL 075-352-3373　FAX 075-351-8301
　　　　　振　替　01010-7-5702
e-mail　webmaster@kagakudojin.co.jp
URL　https://www.kagakudojin.co.jp

印刷・製本　㈱太洋社